—原水文化—

您的健康，原水把關

圖解 泌尿道感染、頻尿、膀胱發炎、尿失禁、
骨盆底器官脫垂等診斷與治療

請教鄒醫師，
女性必知的24個
婦女泌尿問題？

醫學系部定教授・泌尿科主任醫師
鄒頡龍／著

CONTENTS 目次

Part 1
圖解 泌尿道感染

Part 2
圖解 **尿失禁**

Part 3
圖解 女性骨盆底器官脫垂

Part 4
圖解 其他令人困擾的泌尿症狀

附錄

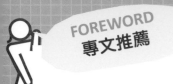
每位女性都應知道的泌尿常識

■ 郭漢崇

花蓮慈濟綜合醫院泌尿部主任兼婦女泌尿科主任
佛教慈濟醫療財團法人副執行長
佛教慈濟醫療財團法人花蓮慈濟醫院泌尿部主任
台灣尿失禁防治協會顧問

　　婦女泌尿系統的疾病，是極為隱私而且令人難以啟齒的問題。其實，婦女的泌尿系統疾病很多，包括：反覆性膀胱發炎、尿失禁、骨盆底器官脫垂，以及頻尿、膀胱疼痛、夜尿、排尿灼熱、排尿困難等尿道症狀。這些問題，有時候婦女朋友們不知道該去看泌尿科？還是婦產科？或是家醫科？其實相關的婦女泌尿道疾病並不容易做鑑別診斷，有時候治療起來也頗為困難。如果治療方向錯誤，明明是膀胱過動症卻被當作是細菌性膀胱炎治療，或是間質性膀胱炎被當作是膀胱敏感症治療，不只沒有辦法達到治療效果，有時候反而會影響病人身體的健康。

　　泌尿道方面的各種疾病，對於婦女朋友們身心方面的影響尤其重大，有時會被周遭的人認為是神經質或甚至建議她們去看身心醫學科。因此，具備正確的婦女下泌尿道常識，對於婦女泌尿道疾病的認識，如何自我預防，以及找尋適合的治療方向，其實是非常重要的。

　　鄒頡龍醫師是中國醫藥大學泌尿科教授，長期對於功能性泌尿

學有相當深的研究，長期的臨床照護經驗，也讓他有相當豐富的醫學知識。除了經常在功能性泌尿學的醫學教育上發表卓見，鄒醫師對參與台灣尿失禁防治協會的民眾教育更是不遺餘力。

鄒頡龍醫師深刻體認到，若使用傳統論文式的寫法去做衛教，對病人而言，常常有如霧裡看花，似懂非懂，反而會影響到民眾對於婦女下泌尿道疾病的正確認識。所以在本書中，鄒醫師針對 24 個婦女最常提出的下泌尿道難題，用淺顯易懂的解答配合精美的圖畫，讓婦女朋友們了解可能發生在自己身上的一些問題，教導婦女朋友們自行做初步的鑑別診斷，進而找尋適當的醫師以及合適的治療來解決她們的下尿道問題。我相信這對國內婦女朋友們了解自己的下泌尿道問題，保健下泌尿道的健康，肯定能帶來相當大的幫助。

非常恭喜鄒醫師這本書的出版，也希望未來除了婦女朋友的問題之外，對於男性朋友、老人、以及小孩的排尿問題，都可以用這種淺顯易懂的圖書來進行民眾教育。

是為序！

一書在手，
如同醫師隨時在身旁

■ 周守訓 ｜ 立法院顧問 ｜

30 年前，鄒頡龍醫師是我的高中同學。

遙想當年在學校時，頡龍就是一位用功求學的好學生，而出了社會，他不但依然保持旺盛的求知慾，更運用他豐富的看診經驗與生花妙筆，讓大家能夠很輕鬆的吸收醫學知識。

由於希望能夠把艱澀的醫理解釋得深入淺出，頡龍這本新書，詳實整理了在門診最常被問到的婦女泌尿相關問題與解答。例如：為何女性較容易泌尿道感染發炎？肉毒桿菌也可以注射在膀胱上以治療膀胱過動症嗎？另外，他發揮從小就具足的幽默感，以漫畫圖解的方式解說，更增加了不少可讀性與趣味感。台灣偉大的女性們如果想要了解較難啟齒的泌尿相關問題，這本書會是個最好的選擇，因為有了它，就像是有個家庭泌尿科醫師隨時在身旁一樣。

很榮幸能夠為鄒醫師的這本大作寫個小序，我更以身為鄒醫師的同學為榮。

鄒同學，好樣的！祝福新書大賣！

易讀、易懂又具有教學價值的婦女泌尿主題書

■ **童敏哲**　童綜合醫療社團法人童綜合醫院執行副院長
台灣泌尿科醫學會理事
大臺中醫師公會副理事長

不知不覺踏入泌尿科已 20 幾年，在這不算短的歲月中，即十分景仰鄒頡龍學長在醫術與學術上的風采。鄒學長積極投入泌尿疾病研究並發表了許多的文章，一路升等至教授，可說是台北榮總泌尿科之光。

我所認識的鄒學長喜歡看電影，也經常在他的「鄒頡龍醫師的電影處方簽」臉書上分享，後來更出版《泌尿科醫師的電影處方簽》一書，鄒學長運用多部知名電影的劇情作為引言，再從角色或劇情的生理問題切入，提出泌尿科相關的專業建議。在 2017 年將醫學與電影結合廣播進行生動精彩分享，得到廣播最佳單元節目金鐘獎。

當鄒學長邀請我為他的新書寫序時，我的腦海中立刻浮現鄒學長才華洋溢，信手拈來就能寫出好文章的模樣。鄒學長運用他平時看診的敏銳觀察力，以實際案例的呈現方式，羅列了 24 個婦女常見的泌尿問題，而為了更貼近讀者，更尋覓了優秀的插畫家，以漫畫及圖解的方式，將原本複雜難懂的知識轉換成直觀的圖片。淺顯易

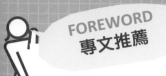

懂的文字輔以精彩的圖片，雙管齊下地將泌尿疾病的成因、診斷、治療甚至是保養，做了系統性的介紹。

　　這是一本易讀、易懂又具有教學價值的書籍，相信讀者閱讀後更能深入了解女性泌尿系統的精髓，值得推薦。我也期盼鄒學長能再接再厲，繼續出版續集，分享其豐富的經驗及知識，造福更多女性朋友。

婦女好朋友，
閱讀本書私密問題不再難啟齒

■ 梁惠雯 ｜ 資深醫藥記者 ｜

　　曾經，被一次的泌尿道感染嚇到過。記得是在幾年前某日，先是感覺私密處有搔癢感，整天都坐立難安，很不舒服，即使擦了家中的抗生素藥膏也不見效，而且病程變化很快，隔天下午竟然開始出現不停排尿、「鎖不住」的症狀，明明才剛上完廁所，人都還沒走到房間，就又想排尿，一個多小時內，我就這樣在廁所門口來來回回，到最後，我居然只能坐在馬桶上，完全離開不了……

　　緊急前往醫院求診，確認是泌尿道感染，服藥之後立即大幅改善。有過這次經驗，讓我再也不敢輕忽泌尿道疾病的影響力，想想如果我沒即時求醫，我那兩天根本就不用做別的事，甚至差一點就要包著成人紙尿褲才有可能離開廁所吧？！

　　事實上，因著天生器官結構的關係（女性尿道短），光是泌尿道感染，大概每位女性終其一生就有 40~50% 的機率可能得到，且復發率達 20~50%，對日常生活造成不便及困擾。此外，更別說其他更嚴重的泌尿道問題，例如：生產過後發現「有東西從陰道掉出來」

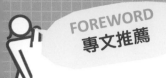
的女性骨盆底器官脫垂、或是膀胱無力，導致不停漏尿，而影響工作、親密關係，甚至有老人家因此變得社交封閉、憂鬱、失智等，身心嚴重失調。

鄒頡龍教授從醫 20 年，是婦女泌尿領域的專家，在臨床上常見許多女性病患，因害羞不敢啟齒求助或就醫，造成病情延誤，不僅自己長期受苦，連帶伴侶或家人也跟著煩憂操心，生活品質低落。因此，鄒教授多年來不僅經常在媒體上發表文章，宣導正確知識，更進一步運用他在藝術領域的嗜好，結合電影、漫畫等方式推動衛教，讓民眾能對泌尿疾病不害怕，進而求診、改善病況。

鄒教授對婦女朋友的用心與關切是我所推崇的，所以當他有出版新書的構想時，我也義不容辭的幫忙，目的就是希望能將好的資訊帶給民眾，幫助大家勇於面對問題。本書在內容撰寫及編排上都獨具巧思，每篇文章的前文案例，相信就能引起讀者許多共鳴，在心裡會默默想著「我也是！」；而後搭配生動的插圖，也拉近了不少距離，文章本身更特別避開深澀的醫學用語，以淺顯易懂的文句敘述，來降低隔閡，相信能讓人人都看得懂。

最重要的是，本書集結了 24 個常見的婦女泌尿問題，由淺至深，簡單扼要的闡述該注意的重點，同時附有排尿日記等「實作」表格，當您或身邊親友有遇到相關症狀或問題時，建議在就診前可以先看這本書，有了基本了解後，對於自己的狀況或在與醫師進行溝通時，都會有許多幫助！

用最輕鬆的方式，
解答女性朋友的泌尿問題

■ 鄒頡龍

「請教鄒醫師，我已經很注意清潔，為什麼還一直膀胱發炎？」
患者是一位 30 多歲婦女，反覆發作的泌尿道感染讓她「抓狂」，甚
至懷疑自己「有問題」！

「請教鄒醫師，人家說婦女尿失禁開刀就會好了，為什麼媽媽
接受了手術，現在還是漏尿？」提問的是病人的女兒，對媽媽照顧
得無微不至。

「醫生，我從上高中以後，就非常頻尿，醫生說是膀胱發炎，
不過吃了抗生素也沒有好。緊張的時候狂跑廁所，最近男朋友也離
開我了……，醫生，我是不是有毛病？」提問的是一位 20 多歲的年
輕女孩，談起排尿症狀，說話的聲音越來越小，眼淚快要掉下來了
……。

其實，婦女泌尿的問題相當常見，例如：泌尿道感染，頻尿，
膀胱過動症，尿失禁……等。許多婦女因為不好意思就醫，或認為
排尿問題只是「小毛病」，而延誤了治療。

雖然大部分婦女泌尿疾病對健康不會有立即危害，但會嚴重拖累生活品質，對身心有負面的影響。有些排尿症狀，例如頻尿、下腹部酸痛，有可能是需要積極治療的結石，甚或泌尿道腫瘤的表現。因此，如有相關症狀，還是請婦女尋求泌尿專科醫師診治，會比較理想。

婦女泌尿的問題經常是隱性的，身邊的人看不太出來，自己又不好意思與朋友討論。我在臨床看診的時候，常有病人一口氣向我問了許多問題，甚至「自我懷疑」：「是不是只有我這個樣子？」「是不是只有我有毛病？」由於發現婦女朋友們經常產生上述的困擾和疑惑，為了解答這些煩惱，於是我開始著手寫這本書。

這本書的特色，是請青年插畫家草原，將艱深複雜的醫學內容繪製成圖，方便讀者閱讀理解。更以情境漫畫，一目瞭然的方式，描繪出患者的心情。

至於為何選擇以漫畫來表達心情？筆者從小是一個漫畫迷，小時候喜愛《怪醫黑傑克》、《哆啦A夢》、《七龍珠》……，現在也陪伴女兒看《名偵探柯南》、《大使閣下的料理人》……。看漫畫除了娛樂，還可以從中學到不少知識。近年，我就從漫畫中汲取了原本並不熟悉的圍棋、紅酒、外交與料理等領域的寶貴知識。

同樣的，我認為用漫畫來傳達婦女因排尿問題而產生的困擾，是一個很好的方式。輕鬆而忠實傳達婦女心情的漫畫，希望您會心一笑，並喜歡這樣的呈現！

婦女泌尿的困擾許多人都有，但絕對不是「不清潔」或是「有毛病」，只要改變生活習慣，許多反覆發生的惱人症狀，是可以避免的。若出現相關症狀，儘早請婦女泌尿專科醫師診治，一定可以獲得更優的生活品質！

我是 32 歲女性，經常會膀胱發炎、泌尿道感染，
但是我的男朋友完全沒有這方面問題。
聽説女生比較會有泌尿感染的問題，是真的嗎？

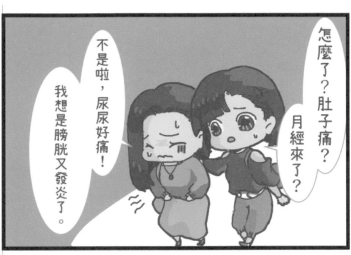

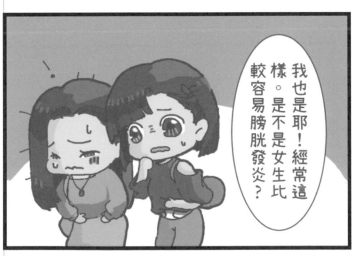

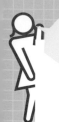

A 婦女確實比較容易發生泌尿道感染,這與先天的結構有關。因為婦女的尿道比較短,只有2至4公分。外界的細菌(大部分是來自於肛門的大腸桿菌)很容易在陰道附近聚集,進而進入泌尿系統造成感染。

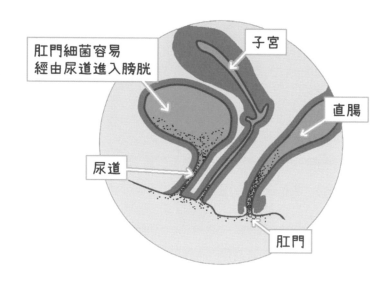

肛門細菌容易經由尿道進入膀胱

子宮

直腸

尿道

肛門

◆ 泌尿道感染的種類

說到泌尿道感染,一般人很容易就想到膀胱發炎。其實泌尿道感染包括膀胱炎(膀胱以及下泌尿道系統的感染)以及腎盂腎炎(腎臟及上泌尿道系統的感染)。

聽起來好像很複雜?可以想像泌尿系統就像一條河流,分為上游(腎臟、輸尿管)還有下游(膀胱、尿道),如此一來就比較容易區分。

一般而言,細菌經由尿道進入膀胱造成膀胱發炎,這屬於單純

膀胱炎。一旦細菌逆流而上，經由輸尿管進入腎臟，就可能引發發燒等嚴重的腎盂腎炎。

◆ 泌尿道感染的症狀

　　一般泌尿道感染會出現哪些症狀？女性朋友們該如何從臨床症狀來判斷自己是不是有泌尿道感染？

　　最常見的症狀是排尿疼痛、頻尿、有尿急感、還有恥骨上疼痛，臨床上也經常會有血尿的出現。

　　但老年婦女發生膀胱炎時，症狀可能並不是那麼明顯，而是以夜尿、尿失禁為表現，而這些症狀可能原本就存在，因此很容易被忽略。因此，如果年長的婦女長期有排尿症狀，或是變得嚴重，可以接受小便檢查，以確定是不是有泌尿道感染。

　　因此，婦女的膀胱發炎雖然常見，但如果出現以下症狀，就要特別當心：

- **發燒**：一般而言是指超過攝氏 37.7 度，但其實這並不是絕對的數字，37.7 度只是作為參考，不過也要考量身體有沒有其他可能造成發燒的疾病，例如感冒。
- **全身性的症狀**：例如畏寒、明顯的疲倦、全身無力。
- **腰痛**。
- **後背疼痛**：肋骨脊椎交接處敲痛。

　　如果出現以上症狀，就要特別留意可能是複雜性的泌尿道感染。如果沒有適當治療，可能引發嚴重的全身性細菌感染，不可不慎。

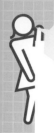

-泌尿道感染症狀-

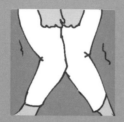

灼熱或排尿疼痛

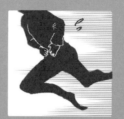

強烈的尿急感

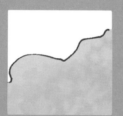

尿液混濁

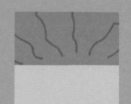

尿液有臭味

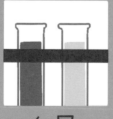

血尿

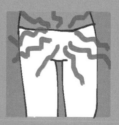

恥骨上疼痛

鄒醫師小叮嚀

　　泌尿道感染婦女常見的疾病。平時應該多喝開水，保持會陰部清潔，以避免感染的發生。

　　萬一有泌尿道感染症狀，應盡快就診，接受適當的抗生素治療。

　　若在抗生素治療後 48 至 72 小時症狀沒有改善，或是在數星期當中反覆發生，建議接受細菌培養，了解是否已產生抗藥性。

　　如果泌尿道感染一再發生，不可掉以輕心，因為泌尿系統結石、泌尿腫瘤、先天性泌尿系統異常等疾病，也會以泌尿道感染為表現。建議至泌尿科門診接受詳細檢查。

　　如果發生發燒、腰痛、後腰敲痛等症狀，要立即就診，因為可能是複雜性的感染（急性腎盂腎炎），需要接受更完整的抗生素治療。

為什麼我性行為之後，膀胱會有下墜感，很頻尿，還有血尿？醫生說我泌尿道感染了！是不是性行為引起的？是不是要「停機」，才可以不再感染？

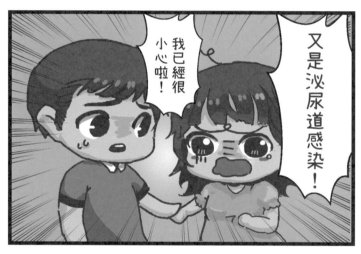

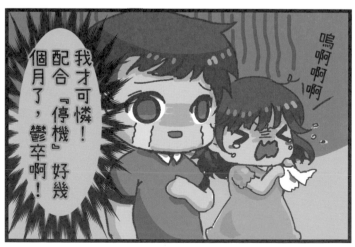

A 「行房？我都已經『停機』好幾個月了！」一名 30 多歲的女性因為尿道灼熱、血尿，在先生的陪同下來就診。從幫她開門、提包包等小動作，看得出是位體貼的先生，兩人的感情很好。

談到泌尿感染的可能原因，她情緒有些激動地說：

「之前一直反覆泌尿道感染，發作的時候好困擾，下腹疼痛，尿道像火燒一樣，每隔幾分鐘就跑廁所，偏偏又尿不出來，只有幾滴，還會有血尿，好痛苦！去診所、拿抗生素吃了會好，但是隔一段時間就發作。」

說到一半，她斜眼看了身旁的先生，然後說：

「我自己上網查，懷疑是行房造成感染，乾脆就『停機』，我還罵他『都是你害的啦』……」先生表情有點尷尬，還有更多無奈。

我看了檢驗報告後，對她說：

「小姐，您的驗尿檢查顯示，確實有泌尿道感染。」

「又是泌尿道感染，我已經這麼小心了呀！」

◆ 避免膀胱發炎的 6 個原則

女性的尿道較短，約 2 至 4 公分，且位於會陰部，較容易聚集細菌，尤其在性行為之後，細菌可能進入尿道與膀胱，容易引發泌尿道感染，因此有「蜜月膀胱炎」這個名詞。

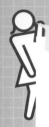
　　有些女性為了避免反覆泌尿道感染，實行「無性生活」，不過，夫妻間的性生活有助身心健康，若是因為擔心泌尿道感染而「停機」，並非好辦法。

　　要避免惱人的膀胱炎，可以參考以下 6 個原則：

❶ 多喝水

　　適當喝水是保護膀胱的重要法則。喝水的公式為體重（公斤）x 30，例如 60 公斤的女性，一天至少需要 1800 C.C. 的水分。如果在夏天高溫、運動後，流失很多汗水，就要喝更多的水，原則是讓尿液保持清澈。

❷ 如廁後，由前往後方擦拭

　　引發女性膀胱炎最常見的細菌是大腸桿菌，聚集在肛門附近，因此上廁所之後採用正確的擦拭方向，可以減少大腸桿菌進入尿道的機會。

❸ 行房前清洗

　　行房前用肥皂、清水清洗會陰部，可以減少尿道附近的細菌。性伴侶也應該做適當的清洗，雙管齊下更好。

❹ 行房後立即小便

　　行房後解尿，有助排出膀胱內的細菌。

⑤ 行房前後多喝水

　　許多患者表示行房前有清洗，行房後也有解尿，但是仍然發生泌尿道感染，這可能與喝水量不足、無法產生足夠的尿液有關，因此可以在行房前後都喝水，才能沖洗出細菌。

⑥ 諮詢泌尿科醫師

　　如果反覆泌尿道感染，可能與性行為有關，須向醫師諮詢，判斷是否要在行房後服用一次劑量的抗生素。

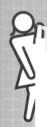

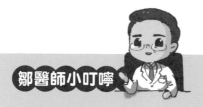

鄒醫師小叮嚀

因為女性生理結構的特性，行房之後的泌尿道感染是非常常見的。記得行房前後多喝水，事後立即解尿，如果泌尿道感染真的反覆發生，須請泌尿科醫師做進一步的檢查，必要的時候可以在行房之後服用預防性抗生素。不需要因為擔心感染而停止性生活，這樣做就像「因噎廢食」，如果影響夫妻正常的互動，可就得不償失了。

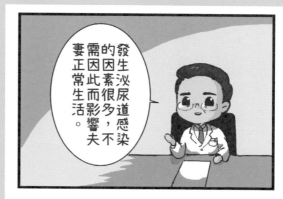

發生泌尿道感染的因素很多，不需因此而影響夫妻正常生活。

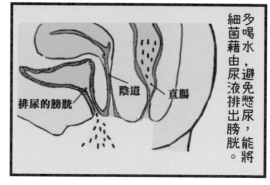

多喝水，避免憋尿，能將細菌藉由尿液排出膀胱。

排尿的膀胱　　陰道　　直腸

膀胱發炎應該看哪一科？
去西藥房買成藥就可以治療好嗎？
如果反覆發生泌尿道感染，
應該去大醫院做進一步檢查嗎？

A 膀胱發炎是常見的問題，一般而言，經過尿液的檢查，確定小便中白血球上升，醫師會開立抗生素治療。通常第一線的家庭醫師、泌尿科、婦產科、內科醫師，都能提供適當的治療。

不過如果泌尿道感染反覆發生，或是服用抗生素後症狀雖有改善，卻一直無法痊癒，建議到泌尿科做進一步檢查。

以下幾種狀況也會造成反覆泌尿道感染：

- 腎臟結石
- 輸尿管狹窄，造成尿路阻塞
- 輸尿管結石
- 先天性泌尿系統異常
- 免疫系統疾病（例如後天免疫不全）
- 糖尿病控制不理想

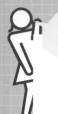

- 膀胱無力症，或其他神經性膀胱，造成膀胱排空不完全
- 泌尿道腫瘤

以上幾種狀況和單純的泌尿道感染是不一樣的，無法光靠服用抗生素來解決，因為這些狀況並非單純外界細菌進入膀胱造成泌尿道感染，必須找出原因並予以處理，泌尿道感染才能夠痊癒。

泌尿科醫師會使用一些診斷工具，例如：超音波、腎臟攝影等影像學檢查，或是尿路動力學檢查以確定病因。若是只服用抗生素，不但沒有辦法治療，還可能產生抗藥性。

◆ 抗生素治療

大約 75% 至 95% 膀胱發炎是大腸桿菌所引起。其他的細菌，例如克雷伯氏肺炎菌（Klebsiella pneumoniae）和奇異變型桿菌（Proteus mirabilis），也可能是致病的細菌。醫師會開立適當的抗生素讓患者服用，患者應配合多喝開水、多休息，單純膀胱發炎通常很快可以恢復。

◆ 小心抗藥性

有些婦女因為生活習慣，喝水量不足或是免疫系統比較弱而造成泌尿道感染，如果持續使用抗生素，有可能產生抗藥性。這時候的細菌就像是打不死的蟑螂，雖然服用了抗生素，但感染的症狀以

及存在的細菌依舊沒有辦法消除。這時候需要接受細菌培養，確認菌種還有具有敏感性的抗生素，才能給予適當的治療。

因此，出現泌尿道感染後若治療的效果不好，或是短時間之內反覆發生，還是要請泌尿科醫師詳細檢查，作尿液細菌培養確認是不是有抗藥性，才能夠對症下藥。

◆ 頻尿、排尿疼痛，不一定是膀胱發炎！

當出現頻尿，排尿疼痛，也有可能是因為：

- **膀胱過動症**：患者會有尿急、頻尿、夜尿等情形。這在中老年婦女是非常普遍的問題。許多女性一有排尿症狀就「自我診斷」為泌尿道感染，因此要求醫師開立，甚至自行購買抗生素。問題是膀胱過動症並非細菌感染所引起，結果排尿症狀沒有改善，反而因為服用了過多抗生素，影響身體健康，真是得不償失。
- **陰道炎**：也會出現排尿疼痛的情形，但是通常不會有頻尿、尿急等症狀。若同時伴隨有陰道分泌物增加、有異味，陰道搔癢，性交疼痛等症狀，可以請婦產科醫師進一步檢查。
- **膀胱疼痛症候群（間質性膀胱炎）**：臨床表徵為頻頻跑廁所，下腹部疼痛，症狀和泌尿道感染也很相似。膀胱疼痛症候群（間質性膀胱炎）並不是細菌感染所引起的。詳細說明請見本書 Q18，第 121 頁。

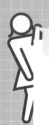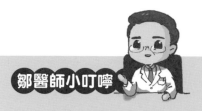

鄒醫師小叮嚀

　　婦女泌尿道感染是常見的問題，家庭醫學科、婦產科、泌尿科醫師都能夠提供適當治療。但是如果經第一線抗生素治療，症狀卻沒有改善或仍反覆發作，建議請泌尿專科醫師做進一步的檢查。

　　有一些疾病，例如泌尿系統結石和泌尿道腫瘤，初期症狀和一般泌尿道感染非常相似，需要做進一步的鑑別診斷才能找出病因。

Q4

我今年68歲，本來就有頻尿的問題，最近也經常泌尿道感染，聽說婦女泌尿道感染和性生活有關，但我早就沒有性生活了，這是怎麼回事？

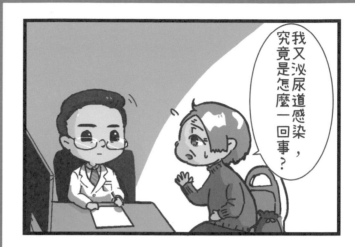

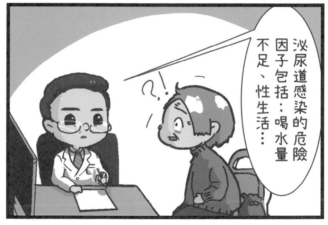

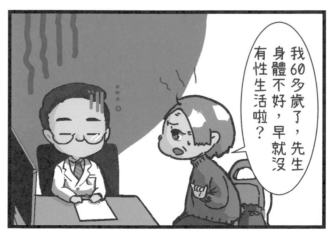

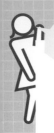
A 　泌尿道感染不僅困擾年輕女性，許多老年女性也深受其苦，不過發生的原因和年輕女性可能不同，許多年輕女性是因為性行為導致細菌進入膀胱所引起，而老年婦女即使沒有性行為，也可能因慢性疾病、排尿障礙、身體的抵抗力不足等因素而感染。因此老年人的泌尿道感染，其評估與治療方向與年輕人不同。

◆ 小便檢查發現有白血球或細菌， 不一定代表有問題

　「請教醫師，我媽媽今天小便檢查報告怎麼樣？」老太太由女兒陪同就診，每次看門診的時候都會焦慮的問這個問題。

　我看了檢查報告，說：「小便檢查發現還是有白血球。」

　「什麼！」女兒非常焦慮：「不是已經吃了一個星期抗生素了嗎？為什麼還是有白血球？有白血球是不是代表泌尿道感染？還要繼續吃抗生素嗎？」

　以上的場景與對話在泌尿科門診經常出現。老年婦女泌尿道感染雖經抗生素治療，症狀已經緩解甚至沒有症狀，但是小便的報告仍顯示異常。究竟應不應該吃抗生素？會不會有抗藥性的問題？

　老年婦女小便中發現白血球是常見的現象。根據研究，年紀超

過 65 歲以上的女性，大約有 6% 至 16% 小便中發現有白血球。超過 80 歲女性， 20% 有無症狀的泌尿道感染。因此，有醫師建議：老年婦女尿液中出現細菌或是白血球，除非有症狀，否則不一定需要使用抗生素治療，因為使用抗生素對病人不一定有幫助，反而可能造成抗藥性，日後若有嚴重的感染，治療會更加困難。

◆ 老年人泌尿道感染症狀可能不明顯，甚至會誤以為失智症

年輕女性泌尿道感染的典型症狀如：尿道灼熱、頻尿或血尿，在老年女性身上可能完全不會出現；如果對症狀表達不夠明確，周邊的人往往沒有辦法在第一時間察覺。嚴重的感染可能會讓老人家的意識出現變化，甚至會誤以為是失智症，例如反應遲緩、記憶力變差等。因此如果發現老人家神智忽然變得和平常不同，請帶他們接受尿液檢查，以確認是否有泌尿道感染。

雖然症狀不明顯，嚴重泌尿道感染對老人家卻是健康的大敵，如果引發敗血症，甚至有生命危險。也不能以「是否發燒」作為泌尿道嚴重感染的判定標準，因為老年人免疫力比較弱，根據統計，30% 至 40% 的老年人嚴重感染不會有發燒症狀。

只有嚴密的觀察臨床症狀，保持警覺心，才能避免遺憾。

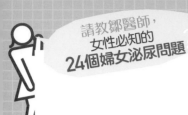
◆ 哪些狀況容易造成老年婦女泌尿道感染？

- **糖尿病**：糖尿病對於全身許多器官都會造成影響。對膀胱而言，於糖尿病初期可能引發膀胱過動，導致排尿次數增加。如果血糖沒有控制好，一段時間之後膀胱可能進入「糖尿病膀胱病變」（DM cystopathy）的階段，膀胱失去了收縮力，病人可能抱怨常常想上廁所，卻尿不出來，造成餘尿過多，加上尿中的糖分較高，成為細菌滋生的溫床。

- **膀胱過動症**：特色是尿急、頻尿，嚴重的患者尿急的時候往往控制不住而發生尿失禁，許多老年婦女因此而不敢喝水，然而攝取水分不足，容易造成反覆泌尿道感染，而泌尿道感染又會加重膀胱過動症還有尿失禁的症狀，形成了惡性循環，雪上加霜。

- **骨盆底器官脫垂**：例如膀胱、子宮脫垂，可能影響尿道出口的角度，因而發生排尿困難，導致餘尿過多，更易引發感染。

- **膀胱無力症**：老年女性膀胱收縮力變弱，膀胱排空尿液的能力變差，會造成膀胱餘尿變多。正常狀況下，一般人解完小便，膀胱內餘尿小於 100 C.C.。但在膀胱無力的狀況下，可能超過 200 C.C.，增加泌尿道感染的機會。（關於膀胱無力症詳細的原因和治療，請見本書 Q14，第 96 頁）

- **尿道狹窄**：女性的尿道比較短，但是更年期之後荷爾蒙缺乏，婦女尿道可能變得狹窄，就像男性的攝護腺肥大一樣造成膀胱出口阻塞。排尿困難加上餘尿過多，自然容易感染。

◆ 如何協助老年婦女避免泌尿道感染？

- **控制內科疾病**：例如糖尿病，建議請新陳代謝科的醫師妥善治療，藥物治療和飲食控制雙管齊下，才能夠降低泌尿道感染相關的後遺症。

- **治療相關排尿障礙**：例如膀胱過動症、急迫性尿失禁等，都可以透過藥物治療。頻尿及尿失禁的困擾如果改善了，老人家比較能夠放心的喝水。膀胱下垂或是尿道狹窄則可以用外科手術的方式予以矯正，潛在的問題解決了，才能改善泌尿道問題。

- **攝取足夠的水分**：足夠的水分可以避免細菌在膀胱滋生。不過老年婦女經常伴有其他內科疾病，例如心臟病、慢性腎臟病等，如果攝取水分過多無法排出，反而可能會產生其他的併發症。因此有以上慢性病的患者應攝取多少水分，建議與當科的主治醫師仔細討論。

- **會陰部的清潔**：老年婦女如果伴隨著失智症或是神經系統的退化，如廁之後肛門及會陰部的衛生往往無法做得很徹底，可能需要旁人協助。

- **雌激素的補充**：有研究指出，每年發生泌尿道感染 3 次以上的停經後婦女，經陰道給予雌激素，能讓陰道的泌尿道上皮年輕化，使陰道內乳酸菌增加，大腸桿菌入侵的機會減少，進而減少泌尿道感染發生的機會。

- **保健食品**：例如蔓越莓、益生菌、以及 D-甘露糖（D-mannose）

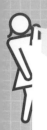
等。雖然還沒有足夠的證據支持這些產品能夠預防泌尿道感染，但有多項研究指出這些產品有助於減少泌尿道感染。這些保健食品並沒有特別的副作用，如果反覆泌尿道感染確實造成困擾，又不希望長期服用抗生素預防，可以嘗試。

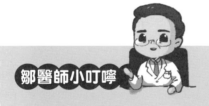

鄒醫師小叮嚀

　　泌尿道感染是老年婦女健康的嚴重威脅。值得提醒的是，無症狀的輕微泌尿道感染不一定需抗生素治療，而嚴重的感染卻不一定會有發燒的表現。老人突然的意識變化可能是泌尿道感染所造成。

　　預防之道是，在身體健康允許的狀況下多喝開水，保持尿液清澈，控制內科及泌尿相關疾病。並提高警覺，如果懷疑有泌尿道感染，請盡速就診。

我經常泌尿道感染。
請教醫師：經常沖洗陰道有幫助嗎？有沒有什麼食物或是飲料可以預防？吃蔓越莓有效嗎？

A 反覆泌尿道感染造成生活很大的困擾，急性發作的時候，會發生突如其來的下腹部疼痛，病患也會頻頻跑廁所，甚至會血尿，造成心理很大的壓力。

醫師總是會囑咐病患多喝開水，但膀胱發炎還是找上門，常吃抗生素又擔心產生抗藥性。究竟有沒有一些生活方式或飲食，有助於減少泌尿道感染發作的頻率呢？

◆ 降低泌尿道感染發生率的生活習慣

● **多喝開水：**這是最重要的，但究竟要喝多少開水？確實是很多人的疑問。

「醫師，我明明已經喝很多了，可是為什麼還是泌尿道感染？」說話的是一位中年婦女，因突發性血尿跑急診室好幾次了。

「您看看，」她說著從皮包裡拿出一個 1500 C.C. 的水瓶，「我每天喝一到兩瓶，這樣還不夠嗎？」

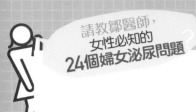

不過我請他記錄排尿日記，果然每天尿量不足 1000 C.C.。

進一步了解，才知道她是一位業務員，在烈日下經常騎著摩托車東奔西跑，「幾乎要被曬乾了」，她這麼形容自己。原來氣候、生活習慣，都和我們的攝取水量息息相關。

對於經常泌尿道感染的患者，排尿日記是一個好幫手，保持每天尿量超過 2000 C.C.，可以減少感染的機會。（排尿日記的範例請見第 67 頁）。

- **觀察每天、每次排出的小便顏色**：這是最簡單的方式，只要解尿後觀察一下馬桶，如果變得偏黃或混濁，就要提醒自己增加水分攝取。
- **清潔肛門，但不要過分沖洗陰道**：因為陰道裡有乳酸菌，可以防止外界來的細菌（例如肛門來的大腸桿菌）附著。建議在上完大號後充分的清潔肛門，但不要過分沖洗陰道。
- **不要憋尿**：兩次排尿的時間過長，增加尿液接觸黏膜的時間，如果當中有細菌，會有更多的時間繁殖，可能附著在膀胱黏膜而造成泌尿道感染。
- **不要使用殺精劑作為避孕的方式**：因為殺精劑當中的成分也會殺死陰道內的乳酸菌，增加泌尿道感染的機會。
- **補充蔓越莓**：關於預防泌尿道感染討論最多的健康食品就是蔓越莓。包括蔓越莓果汁、錠劑或是膠囊。之前有醫學研究指出，蔓越莓製品能夠減少細菌附著在泌尿道上皮，對於大於 65 歲，

有神經性膀胱炎的患者，蔓越莓可以減少泌尿道感染的機會。但是大規模隨機分配雙盲測試中，卻沒有得到正面的結論。因此就實證醫學的觀點來說，蔓越莓製品並沒有充足的證據能有效地預防泌尿道感染。

因此醫師的立場是不會鼓勵，但也不反對反覆泌尿道感染的患者使用蔓越莓製品。不過要提醒，市售的蔓越莓果汁可能含有糖分，長期大量的使用可能會增加卡路里及糖分的攝取。一些研究也指出，蔓越莓果汁可能會造成腸胃道的副作用例如「火燒心」的症狀。因此如果有腸胃不適症狀，建議暫停或是減少蔓越莓的攝取。

- **益生菌：**有一些研究支持益生菌能夠保護陰道免於致病細菌的侵犯，從而改善泌尿道感染，理論包括：
  - 產生過氧化氫（hydrogen peroxide），能夠阻止大腸桿菌或其他病原菌的繁殖。
  - 維持陰道的低酸鹼值。
  - 誘導上皮細胞的抗發炎細胞因子。
  - 雖然初步結果是正面的，但益生菌製品對預防泌尿道感染是否有效，仍然需要更多的大規模研究來證實。
  - 穿著棉質透氣的內褲：避免會陰部的潮濕，有助抑制細菌的滋生。
- **D-甘露糖（D-mannose）：**研究報告顯示，D-甘露糖可與大腸桿菌的結合，預防大腸桿菌黏附在膀胱內皮造成感染，降低了

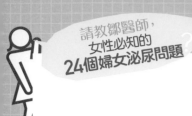
泌尿道感染的風險，也減少患者使用抗生素的機會。根據歐洲泌尿科醫學會（EAU）治療指引，反覆泌尿道感染的病人服用 D-甘露糖，預防感染的效果優於安慰組，與服用抗生素（50 mg nitrofurantoin）效果相同。英國國家健康與照顧卓越研究院（NICE）治療指引也提到以 D-甘露糖用於泌尿道保健照護。

若該注意的生活習慣都已經做到，卻仍無法改善，可諮詢醫師是否適合使用以下兩種藥物治療方式：

- **陰道局部雌激素：**停經後的婦女，因為雌激素缺乏，許多人都有萎縮性陰道炎，局部給予雌激素，能夠讓陰道上皮回復健康，改善泌尿道感染。
- **膀胱灌注玻尿酸：**可以幫助膀胱黏膜形成細胞外基質，減少細菌附著的機會，進而改善泌尿道感染。

鄒醫師小叮嚀

　　想要預防泌尿道感染，保持良好的生活習慣是很重要的。平時應注意會陰部的清潔，多喝開水，保持尿液清澈。蔓越莓製品及 D-甘露糖對預防泌尿道感染的角色還不明確，不過沒有明顯副作用，如果深受反覆感染困擾，不妨一試。

Q6

我因為工作的關係，經常憋尿，其實我也知道這樣對身體不好，但是公司開會經理喜歡「精神講話」，一講好幾個小時，我不好意思去上廁所，只好一直憋尿。請教這和我膀胱發炎有關嗎？而且我最近小便的時候習慣像大便一樣腹部用力，這樣對膀胱好嗎？

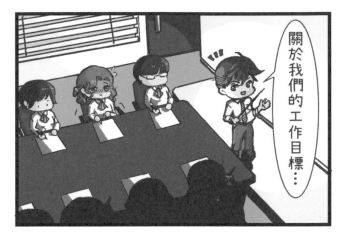

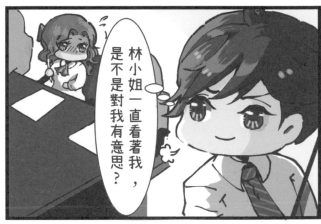

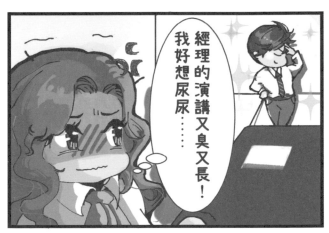

A 保持良好解尿的習慣能維持排尿功能正常。相反地，如果有一些壞習慣，不僅會傷害我們的泌尿系統，也會增加膀胱發炎的機會喔！以下我們就來看看吧！

◆ 不要憋尿

我們先了解一下我們的膀胱功能吧！一般而言，正常膀胱容量大約 400 至 500 C.C.，一天的排尿量大約是 1500 至 2000 C.C.，所以一天的排尿次數大約是 4 至 6 次。所謂的膀胱過動症的定義，是指一天當中排尿次數超過 8 次。

許多女孩子，尤其是上班族婦女，經常因為工作太過忙碌，養成憋尿的習慣。

前面發問的女性上班族因為經理「落落長」的「精神講話」而養成憋尿習慣，我還聽過更誇張的案例：

有位病人每隔幾個月就會發生嚴重的泌尿道感染，為此深感苦惱，到診間來找我。

「妳多久上廁所一次呢？」我問。

「大概 7、8 個小時吧。」他說。

「7、8 個小時？！」我大感驚訝，「這中間不會想上廁所嗎？」

「想啊！但是沒有辦法，我的工作是在市場賣魚，穿雨鞋，又穿著圍裙，帶著手套，要脫又要穿非常不方便，只好忍著不去上廁

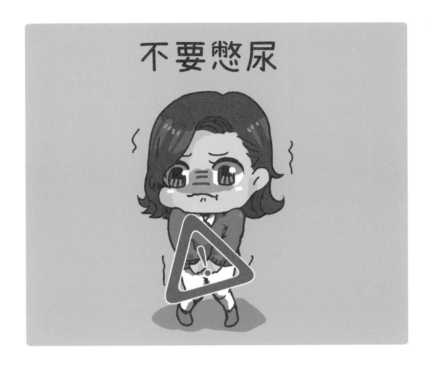

所……醫生，我現在不但經常膀胱發炎，膀胱也變得無力，解尿時滴滴答答，該怎麼辦？」

　　這位病人是典型憋尿引發的膀胱功能障礙。若因為工作忙碌，或是錯誤的生活習慣而憋尿，對身體可能有以下負面的影響：

- **泌尿道感染**：因為工作忙碌而憋尿的女性，通常不敢喝太多水，導致尿量不足。小便在膀胱停留的時間過長，細菌容易滋生，也容易附著在膀胱黏膜上皮，增加泌尿道感染的機會。

- **影響膀胱功能**：反覆憋尿造成膀胱肌肉過度伸展，造成肌肉組織缺血，久而久之可能產生「膀胱無力症」。臨床表現為：排尿困難，排尿速度變慢，殘尿過多。要特別注意的是，目前並沒有適當治療膀胱無力症的方式，因此要盡量避免可能的危險因子（包括憋尿）。
- **影響腎臟功能**：憋尿造成膀胱壓力上升，腎臟產生的尿液無法順利經由輸尿管進入膀胱儲存，造成腎水腫，影響腎臟功能。
- **影響專注力**：憋尿影響身體自律神經的運作，影響注意力。2012 年「搞笑諾貝爾獎」（Ig Nobel Prize）有關憋尿可能產生的影響的研究發現：憋尿的人，其專注度的低落就像是喝醉或 24 小時沒有睡覺的人一樣。

◆ 不要用力解尿

以男性來說，攝護腺肥大的患者常需要用腹部力量解尿。

但女性呢？因為女性尿道比較短，理論上是不需要肚子用力，像大便一樣解尿。相反的，大部分女性的困擾是應力性尿失禁，也就是咳嗽、打噴嚏時，因腹部用力而發生漏尿。

然而，我在門診時，卻發現很多患者有解尿困難的抱怨，尿動力學檢查也有不少女性習慣肚子用力解尿。

研究論文也有類似發現：Pauwels E 2006 的研究論文指出，年輕健康中年女性當中，竟然有 42% 的女性習慣在解尿的時候用腹部加壓。

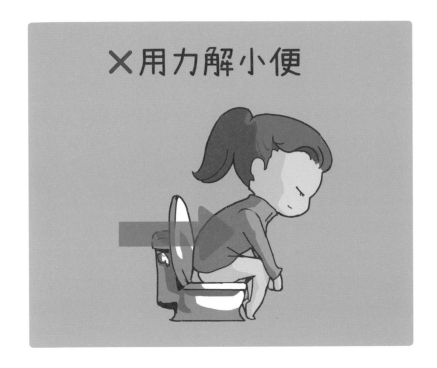

「妳為什麼要肚子用力解尿呢？」我問病人。

「我不知道啊！我就是習慣如此。也可能是個性急吧，總希望趕快尿完。」病人這樣回答。

或許這位病人的回答代表很多女性的想法。正因為女性的尿道比較短，肚子用力加壓會令解尿的速度更快，讓許多女性養成這個習慣。

用力解小便對身體或許不會有立即負面的影響。但是這篇研究論文也指出，如果長久如此，膀胱可能會失去主動收縮的力量，也

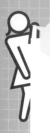
可能因為腹部加壓用力造成骨盆底肌肉鬆弛，而增加日後尿失禁、骨盆底器官脫垂的危險。

◆ 使用排尿日記來訓練膀胱，保持膀胱適當的容量

曾有位患者為反覆尿路結石以及尿路感染所苦，我經常建議他多喝開水，他總是抗議：我已經喝很多很多開水啦！

他是位職業運動員。請他記錄排尿日記，發現夏天訓練期間，即使喝下 4000 C.C. 開水，尿液也只有 900 C.C.。

不少人和這位患者有一樣的迷思，以為每天喝水超過 2000 C.C.，應該足夠，所以一旦發生泌尿道感染，治療之道就是請醫師開更強、更後線的抗生素。

泌尿道感染原因很多，多喝水並維持適當尿量排出，的確是預防感染重要的一環。

預防泌尿道感染，重點不在於喝下多少水，而在排出多少尿液。此時，排尿日記有很大的幫助。利用有正確刻度的量杯，紀錄每次排尿量，維持 24 小時，就可以知道一天排尿量。

喝水量不足容易造成感染，如果喝水量過多，同樣會對身體帶來困擾。

曾有一位患者頻尿，每天解尿 10 次以上，夜間也要起床上廁所，經排尿日記檢測，才發現她每天排尿量高達 5000 C.C.。原來她聽說每天要喝 8 大杯開水，她用 500 C.C. 大玻璃杯，每天水分攝取

逾 4000 C.C.，再加上水果以及飲食、湯類，水分攝取量過多，當然頻尿。

喝水量就和任何事物一樣，過猶不及，過多水分，對腎臟、膀胱都是負擔。心臟病、慢性腎臟病或肝硬化合併腹水患者，喝水量適度就好。一天喝水量最好不要超過 2500 C.C.，水分過量若身體無法排出，將引發健康危機。老年人代謝較慢，喝水也應小心謹慎。

◆ 每天應該喝多少水？

成人每天建議「攝水量」為每公斤 35 C.C.，但這包括食物中的水，如喝下的湯、水果中的水分等，所以實際計算時，只須乘以 30 即可。

以體重 70 公斤男性為例，每日喝水量大約為：
70×30 = 2100 C.C.

一般人一天喝水 1500 至 2000 C.C.，如果有結石或反覆泌尿道感染病史，或因為工作而經常處於高溫狀態（例如：廚師、烘焙業），身體不自覺流失更多水分者，可適當增加水分攝取。

本書末的附錄中（第 166 頁）有排尿日記的表格，讀者可以買一個量杯，自己了解一下究竟每天尿量多少，膀胱容量是多少？

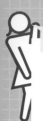
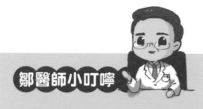

鄒醫師小叮嚀

　　養成良好的排尿習慣對預防泌尿道感染有很大的幫助。

　　適度喝水，不要憋尿，平時大約 2 至 4 個小時解尿一次。

　　解小便的時候應放鬆，不要刻意的腹部用力解尿。

　　排尿日記可以幫助我們了解膀胱的容量以及每天排出的尿量，這在治療反覆泌尿道感染或排尿功能障礙困擾時，有很大的幫助。

Q7

我現在 41 歲，7年前生小兒子之後就發現咳嗽、打噴嚏的時候會漏尿，生產半年後有改善，不過最近這一兩年狀況又再出現，而且越來越嚴重，連大笑的時候也會漏尿，我該怎麼辦？

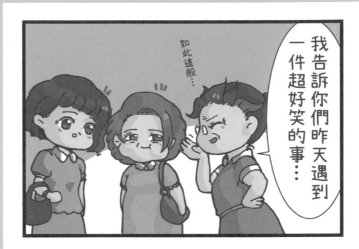

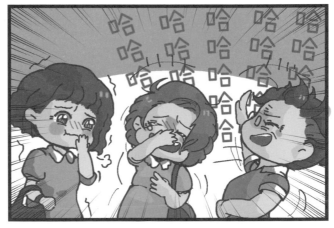

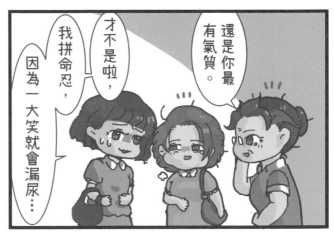

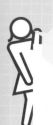
 在咳嗽、打噴嚏，也就是腹壓增加的時候發生漏尿，
這樣的症狀聽起來，應該是應力性尿失禁。

尿失禁是非常普遍的疾病，好發於生產後，中年至老年的女性。
因為咳嗽、打噴嚏往往突如其來，伴隨而來的尿失禁根本無法預防，
會造成患者心理上很大的壓力。嚴重的應力性尿失禁患者連走路、
跑步的時候也會漏尿，因此很多患者不敢出門，不敢做運動，對身
心造成極大的負面影響。

許多婦女以為尿失禁是老化的自然現象，因此不願意或不知道
可以尋求治療。根據研究指出，在美國大約只有 60% 的尿失禁婦女
會尋求醫療。在台灣，因為許多年長的婦女比較保守，就醫的比例
應該遠低於此。

其實尿失禁是可以治療的，也不是所有尿失禁都需要開刀，因
此，若有尿失禁的困擾不要害怕看醫師，先經過仔細的評估和診察，
再考慮最適合自己的治療方式。

◆ 應力性尿失禁的診斷

尿失禁的種類很多，常見的包括應力性尿失禁、急尿性尿失禁、
滿溢性尿失禁。那麼當出現漏尿的症狀時，如何確定是應力性尿失禁？
如果在以下的狀況下會出現漏尿，可能就是屬於應力性尿失禁了：

- 咳嗽
- 打噴嚏
- 大笑
- 瞬間站起來的時候
- 下車的時候
- 舉起重物的時候（包括抱起小孩時）
- 運動（例如跑步、打羽毛球）
- 性行為

◆ 應力性尿失禁發生的原因

主要是因為支撐膀胱的骨盆底肌肉還有膀胱出口的外括約肌鬆弛。

女性的尿道先天的結構比較短，只有 2 至 4 公分，不僅細菌容易進入造成泌尿道感染，如果骨盆底肌肉鬆弛以及膀胱出口的外括約肌功能受損，就容易在咳嗽的時候發生尿失禁。外括約肌就像寶特瓶的瓶蓋，如果瓶蓋鬆弛了，自然會在搖晃的時候漏出水來。

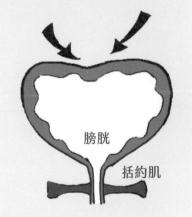

應力性尿失禁

膀胱

括約肌

尿道括約肌功能缺損，當腹壓增加的時候，尿液不自主地漏出來

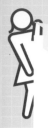

以下狀況容易造成骨盆底肌肉以及外括約肌力量的減弱：

- **生產**：於胎兒自然生產的過程造成骨盆底肌肉、外括約肌組織以及神經的受傷。因此許多產婦生產之後有暫時性的應力性尿失禁，大部分於在幾個月之後改善，但許多人在中年之後症狀又再出現，甚至漏尿更嚴重。

  自然產的婦女比剖腹產的婦女更容易發生應力性尿失禁。使用產鉗生產，也會增加尿失禁的比例。

- **年齡**：老化造成肌肉張力下降，組織流失，和尿失禁的發生有一定的關係。有研究指出，停經後的婦女尿道組織內的結締組織、肌肉和神經，都有退化現象。

- **慢性疾病造成腹部壓力上升**：例如慢性支氣管炎導致經常的咳嗽，鼻炎而經常打噴嚏，這些狀況會讓尿失禁的症狀更嚴重。

- **肥胖**：咳嗽的時候腹部壓力向下壓迫，膀胱就像被擠壓的水球，如果膀胱出口無法承受急劇上升的壓力，就因此漏尿。

  比較肥胖的病人在咳嗽的時候產生更大向下擠壓膀胱的力量，因此尿失禁的症狀也比較嚴重。

- **抽菸**：抽菸與尿失禁的關係還不明確。有可能抽菸本身影響到排尿控制的機能，也可能是因為抽菸容易導致咳嗽，加重尿失禁的症狀。

- **生活習慣以及運動**：我有位病人，有嚴重的尿失禁及膀胱脫垂，一問之下，原來他從事資源回收，工作非常努力，經常要扛數十公斤的東西（如廢棄的電冰箱）。這樣的肢體活動造成腹壓

上升，容易造成骨盆底肌肉鬆弛，也加重應力性尿失禁。

- **激烈的運動**：例如長跑、跳高、跳繩，如果發現從事這些運動時發生明顯的尿失禁，建議減低運動的強度。
- **之前曾經接受過骨盆腔手術**：例如子宮切除的患者由於骨盆底支持膀胱尿道的肌肉韌帶損傷，更容易發生應力性尿失禁。

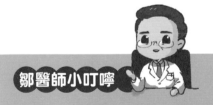

鄒醫師小叮嚀

應力性尿失禁是中年婦女常見的泌尿問題，嚴重影響生活品質。年齡老化、生產、肥胖都是肇因。如果發現咳嗽、打噴嚏、或是運動跑步的時候發生漏尿，宜盡早就醫，因為應力性尿失禁是可以治療的，而且治療效果相當良好。

Q8

我從高中時就有頻尿的困擾。現在進入社會，頻尿更加嚴重，工作的時候讓我分心，也讓我也越來越沒有自信。和男朋友相處，兩人開心出遊，常因我頻頻跑廁所而破壞氣氛。男友竟然問：「你才20幾歲，膀胱有沒有問題呀！？」我覺得很受傷，最近為了小事爭吵不斷，分手了。和男朋友分手後，好沮喪，頻尿的問題更嚴重了，有時候看到廁所憋不住，竟然還會漏尿。醫師，我該怎麼辦？

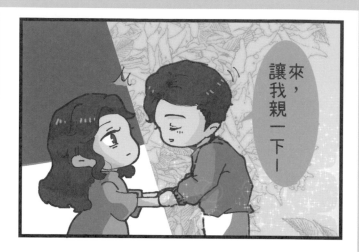

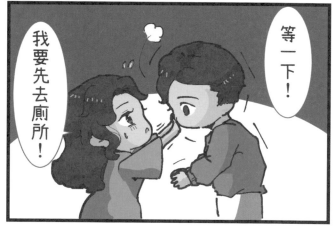

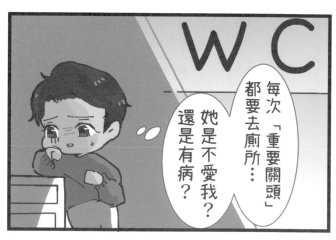

聽完這位患者的描述之後，我幫她做了相關檢查，一切正常，沒有血尿，也沒有感染。

「你可能是膀胱過動症。」我告訴她。

「膀胱過動？不是膀胱發炎嗎？」

◆ 膀胱過動症是非常普遍的

　　尿急、頻尿等排尿症狀是非常普遍的，根據研究，全世界大約七分之一人口有這個問題。幾年前針對兩岸三地華人所做的研究，台灣女性膀胱過動症的盛行率高達 14.8% ，在兩岸三地高居第一！想一想，您身邊的人，甚至您自己是不是經常在旅遊或是外出的時候一直跑廁所？嚴重的時候，會因此而影響到旅行的計劃？

　　膀胱過動症發生率隨著年齡增高而上升，老年人常因神經系統退化疾病，發生的比率更高。以性別而言，較常發生於女性，不過男性也別開心得太早，60 歲以上可能因為攝護腺肥大，膀胱過動症發生的比率直線上升，甚至超過女性。

◆ 膀胱過動症的症狀

　　頻尿（常常跑廁所）並不等同於膀胱過動症，有些人是因為攝取水分過多，或是生活習慣而常常跑廁所。要了解是否為膀胱過動

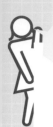
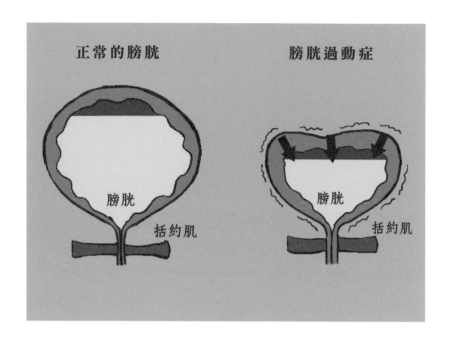

正常的膀胱　　　　　膀胱過動症

膀胱

括約肌

膀胱

括約肌

症，可以觀察是否有「急尿」（urgency）症狀，也就是突然發生的
尿急感，而且很難忍住（憋不住），嚴重的時候，如果不趕快去上
廁所，會發生尿失禁。因為「急尿」而頻繁的跑廁所，甚至夜間睡
眠時也要起床上廁所，這就是「夜尿」。

　　膀胱過動症對生活品質的影響是很大的，周邊的人每每因為不
理解，而以為是心理作用而頻跑廁所，這種異樣的眼光往往造成患
者更大心理傷害。

◆ 膀胱過動症的診斷

　　膀胱過動症主要根據「症狀」來診斷，也就是「尿急」、「頻尿」（一天排尿次數超過 8 次）、夜尿，甚至急尿性尿失禁。但是在做此診斷之前，必須先排除其他疾病，例如代謝疾病，以及泌尿道感染、結石、腫瘤等。

　　臨床上，曾經有病人持續頻尿，一開始以為是膀胱過動症，後來出現血尿，才診斷出為膀胱惡性腫瘤。這樣看起來，有排尿症狀，還是要接受完整的檢查，比較安全。

◆ 膀胱過動症的原因

　　說起來有點尷尬，目前膀胱過動症發生的原因還不完全明瞭。可能與膀胱上皮細胞，大腦調控排尿中樞功能異常有關。

　　也常見於神經系統疾患的病人，稱為「神經性膀胱過動症」，例如脊椎受傷，中風，退化性疾病等。

◆ 為自己打個分數：「膀胱過動症症狀指標」

　　如何知道自己有膀胱過動症，有多嚴重？請參考下頁「膀胱過動症症狀指標」（OABSS）。如果您的分數小於 5 分為輕微，6 至 10 分為中度，11 分以上為嚴重。

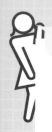
表　膀胱過動症症狀指標（OABSS）

以下症狀大約出現的頻率為何？請選出一個與最近兩週內您的狀態最接近的選項，並在□打勾。

問題	頻率	分數
1. 您早上起床後到睡前為止，大約要小便幾次？	7 次以下	□ 0
	8~14 次	□ 1
	15 次以上	□ 2
2. 您晚上就寢後到早上起床為止，大約要醒來小便幾次？	無	□ 0
	1 次	□ 1
	2 次	□ 2
	3 次以上	□ 3
3. 您多常有突然想小便，此種感覺難以延遲（難以憋住）？	無	□ 0
	每週少於 1 次	□ 1
	每週 1 次以上	□ 2
	每週 1 次左右	□ 3
	每天 2~4 次	□ 4
	每天 5 次上以	□ 5
4. 您多常有因尿急難以延遲（難以憋住）而漏尿？	無	□ 0
	每週少於 1 次	□ 1
	每週 1 次以上	□ 2
	每週 1 次左右	□ 3
	每天 2~4 次	□ 4
	每天 5 次上以	□ 5

註：如果您的分數小於 5 分為輕微，6 至 10 分為中度，11 分以上為嚴重。

◆ 膀胱過動症的治療

① 行為治療

　適當調整喝水量，避免過多水分攝取造成膀胱負擔。另外，骨盆底肌肉收縮運動（俗稱凱格爾運動）也能改善尿急，以及急尿性尿失禁症狀。

② 藥物治療

　如果保守治療效果不理想，可考慮藥物治療。

- **抗膽鹼藥物**（**antimuscarinics**）：傳統上，這是治療膀胱過動症的第一線藥物。有不錯的治療效果，但容易有口乾、便秘等副作用。患者因為口乾而喝更多開水，然而喝太多水反而讓症狀加劇。便秘是許多老年人的困擾，抗膽鹼藥物的副作用讓便秘雪上加霜，因此，許多老年人長期為了頻尿還有尿失禁所苦，卻無法長期服藥治療。

  近來更有研究指出：某些抗膽鹼藥物可能影響老年人的認知功能，因此在治療膀胱過動症，建議選擇不影響老年人認知功能，且口乾、便秘副作用較少的新一代抗膽鹼藥物。

- **β3- 腎 上 腺 接 受 體 促 進 劑**（**Beta 3-adrenergic receptor agonists**）：這 是 近 年 醫 學 界 新 型 治 療 膀 胱 過 動 藥 物。"mirabegron"（貝坦利®）於 2012 年由美國 FDA 核准上市用於治療膀胱過動症，能促使膀胱鬆弛，增加膀胱容積，不會有

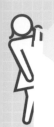

傳統抗膽鹼藥物帶來的口乾、便秘等副作用，更重要的是沒有抗膽鹼藥物影響中樞神經認知功能的疑慮。目前台灣泌尿科治療指引已經將之列為第一線膀胱過動症治療藥物。

❸ 肉毒桿菌素膀胱注射

治療膀胱過動症的藥物雖然很多，但是仍然有患者對藥物的反應不佳，或是因為沒有辦法忍受副作用而無法長期接受治療。

肉毒桿菌素能夠阻斷神經末梢乙醯膽鹼素，達到放鬆肌肉的效果。它經常用於美容醫學，近年在泌尿科也廣泛的運用。美國 FDA 已經通過肉毒桿菌素用於治療神經性膀胱與膀胱過動症動導致的尿失禁。台灣健保也已經通過給付標準。

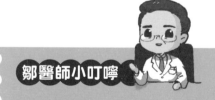

鄒醫師小叮嚀

膀胱過動症是非常常見的問題，為生活帶來困擾。如果影響您的生活，千萬不要害羞不敢看醫師，因為現在除了新型口服藥物，還有肉毒桿菌素膀胱內注射等治療方式，效果好，副作用低。所以不必太擔心，惱人的膀胱症狀是可以治療的。

我因為經常跑廁所去看醫師，他請我記錄排尿日記。
排尿日記是什麼？對我的排尿有幫助嗎？

A 您了解自己的膀胱嗎？
妳是否經常跑廁所，很頻尿，甚至會漏尿？
妳的膀胱真的「生病」了嗎？需要治療嗎？或者只是自己
太過於焦慮和緊張導致這些症狀出現？妳平時善待它了
嗎？ 如果膀胱總是帶給妳困擾，在尋求醫師治療前，必須
先了解自己的膀胱。

想要了解膀胱，排尿日記就是非常好的工具。

◆ 什麼是排尿日記？

排尿日記就是將一天當中排出的尿量以及攝取的水分忠實的記
錄下來。

既然是「日記」，所以可以將和排尿相關的事件加以記錄，例
如急尿感，甚至尿失禁。一些可能影響排尿相關的事件，例如：運
動後喝了一大瓶水，或是和朋友聚會聊天喝了好幾杯咖啡或是酒，
都可以寫下來。

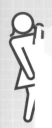

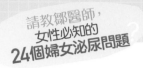
填寫膀胱日記

排尿日記

姓名		
日期		
時間	喝水量	尿量

　　這些資訊是非常重要的，因為這可以讓泌尿科醫師了解妳的膀胱，容量多少？是否攝取過多水分？如果有夜尿的問題，更可以判斷是否因為水分攝取過多而造成。

◆ 排尿日記要怎麼做？

　　「什麼！要將排出來的尿量都記錄下來！？」

談到要做排尿日記，病人最常出現的反應，是擔心怎麼做？想到要將覺得「不潔」的尿留下來做紀錄，往往覺得心裡有疙瘩、不舒服。

其實在沒有感染的狀況下，我們的尿是無菌的，可以說是非常「乾淨」，不需要因先入為主的觀念，造成不必要的心理負擔。

做排尿日記最重要的就是要準備一個有刻度的量杯，最好 500 c.c. 左右。這種量杯在醫療器材行都有販售，若不想額外購買，也可就近取材，例如有一些手搖飲料杯就附有刻度，可以直接拿來利用。

接下來就是記得將一天當中，每一次排出的尿置入量杯，測量之後，將數值寫在排尿日記。（請參考本文末排尿日記範例）

傳統的排尿日記是寫在紙上，現在也有電子化的格式，可方便地記錄在手機裡。

◆ 每天做記錄實在好煩，要做幾天比較合適？

排尿日記應該做幾天？並沒有標準答案。可以做 1 天、3 天，以及 7 天。記錄的天數越長，越能夠得到客觀精準的資訊，但是對生活的影響也更大。如果只記錄 1 天，雖然方便，但是如果那一天的狀況不具有代表性，反而容易造成誤判。目前醫學界通常建議做「3 天排尿日記」。

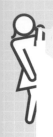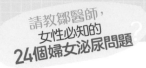

◆ 如何利用排尿日記改善症狀？

首先要了解什麼是「正常的膀胱」。

正常的膀胱容量大約 400 至 500 C.C.，約 2 至 4 小時解尿一次。正常狀態下，人在入睡之後不需要為了解尿而起床，如果因此而起床，稱之為夜尿。夜尿最好一次以下，睡眠才不會被中斷。

排尿日記提供膀胱功能重要資訊。不但自己可以參考，也可以據此和與泌尿科醫師一起討論，了解目前的排尿、困擾是否與喝水的習慣有關。

不用急著吃藥，許多排尿症狀都可以用生活形態改變與行為治療來改善，例如：

❶ 喝水太多

一般人正常排尿量大約 1500 到 1800 C.C.，如果喝水太多了，增加膀胱負擔，就會造成頻尿的症狀。

怎麼知道自己的水喝太多了？別擔心，有公式可以計算：如果一天尿量超過 40 C.C./kg（例如：體重為 70 公斤，小便量超過 2800 C.C.），代表水分攝取太多，建議減少水分攝取。

「我明明沒有喝這麼多水呀！」在門診，有一位病人的排尿日記顯示每天尿量超過 3000 C.C.，她大呼冤枉，因為明明覺得並沒有喝太多水！

其實水分的攝取不只是開水，食物當中的湯，富含水分的水果

（例如：西瓜、木瓜）都是水分的來源。剛剛提到的那位患者，的確沒有喝太多開水的習慣，但是他喜歡吃麵，也會將麵湯喝完，累積的水量就相當多了。

❷ 喝水的時間不正確

　　白天因為活動量大，可多補充水分。至於晚上，為了避免夜間頻頻上廁所，最好減少水分攝取。

　　如果喝水的時間不正確，就會造成夜尿的困擾。許多人因為入睡前喝水過多，自然夜間排出的尿液增加。

　　有一位患者，因為夜尿困擾多年，看了許多醫師，也吃了很多藥都不見效果，我讓他做排尿日記，才發現他因為白天工作忙碌，很少喝水，又有晚飯後運動的習慣，入睡前喝了大量的飲料和開水，自然夜間需要起床排尿 2 至 3 次。

　　我請他改變生活習慣，白天補充水分，將運動的時間改為傍晚，入睡前 4 小時嚴格限制水分攝取。最後他的夜尿在不需任何藥物的協助下大幅改善。

◆ 了解自己的膀胱容量，逐漸增加至正常範圍

　　「天啊！醫師，你不是說膀胱容量要 400 至 500 C.C.？為什麼我才 100 多 C.C. 就想尿了？」

　　這位患者之前就有頻尿的症狀，因為聽朋友說憋尿對身體不好，

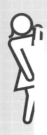
所以一有尿意就趕緊上廁所。漸漸地膀胱容量越來越小，也越來越不能憋尿。

做了排尿日記，發現膀胱容量只有 100 多 C.C.。我建議她：膀胱容量是可以訓練的，如果介於 300 至 500 C.C. 之間，對日常生活影響會比較小。

藉由排尿日記，嘗試延長解尿時間，盡量 2 至 3 個小時解尿一次，必要時配合藥物逐漸增加膀胱容量，就能進步到合理容量。

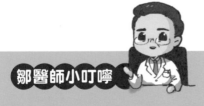

鄒醫師小叮嚀

做排尿日記雖然有一點麻煩，但可以藉此更了解妳自己的膀胱以及生活習慣，包括：是不是喝水喝太多了？是不是喝水的時間不對？還有調整膀胱功能及訓練膀胱的好處。

所以現在就拿起量杯，準備紙筆，做個排尿日記吧。（排尿日記，請見本書附錄。）

排尿日記範例

（請在格子內記錄尿量，若 1 小時不只 1 次，請用逗號分開）

日期	9 月 22 日	9 月 23 日	9 月 24 日
午夜 00-01			33 C.C.
02-03		89 C.C 下腹脹痛	
03-04			
04-05			
05-06	56 C.C. 下腹脹痛		45 C.C.
06-07			
早上 07-08	44 C.C.	71 C.C.	46 C.C. 排尿疼痛
08-09			
09-10		36 C.C.	
10-11			77 C.C.
11-12			
中午 12-01	58 C.C. 下腹脹痛		
下午 01-02		70 C.C.	45 C.C.
02-03			
03-04			
04-05	60 C.C.		40 C.C.
05-06			
晚上 06-07		102 C.C. 下腹脹痛	
07-08			
08-09	92C.C.	48 C.C.	48 C.C.
09-10			
10-11	58 C.C.	76 C.C.	45C.C. 下腹脹痛
11-12			
排尿次數	6 次	7 次	8 次
總尿量	368 C.C.	492 C.C.	379 C.C.

上圖為患者排尿日記，記錄一天 24 小時排尿次數以及每次排尿量，並計算出總排尿量，提供醫師診斷參考。

Q10

我在咳嗽還有跑步的時候會漏尿，醫師診斷為應力性
尿失禁，建議我手術。但是我覺得症狀沒那麼嚴重，
還不想開刀，是不是有保守治療的方法？

A 是的，應力性尿失禁非常普遍，並不是每一位患者
都需要接受手術。輕度的尿失禁可以使用行為治
療，以及骨盆底肌肉運動等復健方式來改善症狀。

最近有一位 30 多歲的婦女，為尿失禁症狀所苦。看了很多醫師，
都建議她接受手術。她表示，目前只生了一個孩子，因為和先生都
很喜歡小孩，還想再生兩個。這樣的狀況下，並不適合接受尿失禁
手術，因為即使手術很成功，再次的生產也可能造成尿失禁復發。
因此保守治療，例如凱格爾運動就是此時她的最佳選擇。

尿失禁的保守治療包括以下項目：

❶ 適當的喝水

保持適當的喝水量，如果喝水量太多，增加膀胱負擔，可能讓
應力性尿失禁症狀加重。尤其在出遠門之前，宜減少喝水量。平時
養成定時解尿的好習慣。

使用排尿日記是好方法。曾有一位接受保守治療的患者，記錄

排尿日記後才發現她每日排尿量過多，有時候忍到 500 C.C. 以上才去解尿。這樣的狀況超過膀胱的負荷，很容易發生尿失禁。我建議她在尿液達 200 到 300 之間時就提前解尿，對症狀的控制將大有改善。

❷ 骨盆底肌肉運動

又稱「凱格爾運動」（Kegel excercises）。藉由加強骨盆底肌肉群的力量，以達到增加尿道阻力的目的。

尿失禁的非手術治療，骨盆底肌肉運動佔了非常重要的地位，即使是其他相關的「生物回饋」、「行為治療」、各種輔助器械訓練，仍然不離「凱格爾運動」的基本精神。

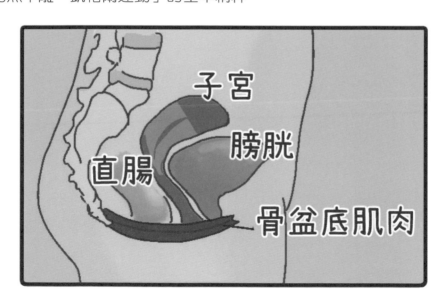

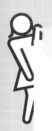
◆ 訓練步驟

- 了解「正確的收縮」。可以以一隻手指放入陰道內，並感覺它的收縮。另一隻手放在腹部，注意到腹部肌肉應該保持放鬆。

- 「正確」的收縮比「有力」的收縮更重要。許多病人嘗試做凱格爾運動的時候會習慣性的夾大腿，縮小腹，其實這些動作對於骨盆底肌肉的訓練並沒有幫助。如果腹部用力，甚至會有反效果。應該專注於陰道、肛門周圍的肌肉力量。

- 運用不同的姿勢，如躺著、坐著或站著做練習，找出最容易，最適合自己的一種姿勢，持續加以訓練。

- 養兵千日，用在一時。骨盆底肌肉訓練的目的就是改善尿失禁。當咳嗽、打噴嚏的時候最可能發生漏尿，如果能主動而有力的收縮骨盆底肌肉，就可以預防尿失禁的發生。這是一種「情境反射」。

訓練過程中最困難的，就是「找到正確的肌肉」。可以嘗試「小便中斷法」。也就是試著在排尿中突然中止小便，「中止小便」這一群肌肉，就是凱格爾運動要訓練的目標。當這些肌肉收縮時，小便應該能中斷，而不是滴滴答答的。值得注意的是：「小便中斷法」只適合用於訓練開始的時候抓住感覺，並不適合經常練習，畢竟在解尿的過程中突然中斷，違反了自然生理運作，經常做這個動作可能會造成膀胱功能失調，膀胱壓力上升，甚至尿液逆流回腎臟。如

果因此而造成後遺症，就得不償失了。

　　骨盆底肌肉運動的原理十分簡單，病人也很容易接受，但「能不能正確掌握骨盆底肌肉的收縮」，以及「能否持之以恆」是兩個重要的關鍵。

　　究竟訓練的份量應該多少才夠？各種學說都有，訓練的份量越重，理應有較好的效果，但是病人的配合意願可能會降低。一般筆者建議用中等份量：每次練習 15 分鐘，每天 3 次。

　　並不是所有尿失禁的患者都適於練習骨盆底肌肉運動。配合度高、治療意願高的病人，成功機會比較高。有老年失智症、中樞神經疾患、嚴重肥胖、糖尿病的病人獲益的機會較低。一般而言，骨盆底肌肉運動較適合輕度、中度的尿失禁患者。

❸ 生物回饋法

　　上一節提到，「骨盆底肌肉運動」是尿失禁保守治療的核心，「正確的掌握正確肌肉」又是成功的關鍵。然而，骨盆底肌肉十分抽象，看不見也摸不著，要怎麼樣才能夠確定做得正確？

　　「生物回饋儀」是「骨盆底肌肉運動」很好的輔助工具，從「生物回饋儀」可以確認收縮運動是否正確。如果做得正確，可得到立即的回饋；做錯了，可以馬上修正從而強化病人訓練的效果，提升骨盆底肌肉訓練的動機。

　　「生物回饋儀」如何使用呢？早期的設計十分簡單，乃是用中

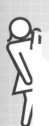
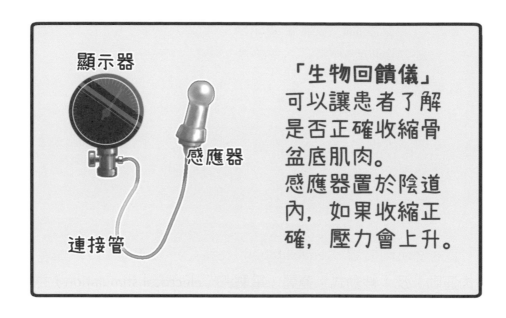

顯示器

感應器

連接管

「生物回饋儀」
可以讓患者了解
是否正確收縮骨
盆底肌肉。
感應器置於陰道
內，如果收縮正
確，壓力會上升。

空的管狀探頭置入陰道，另一端連接壓力儀，當骨盆底肌肉收縮時，使用者能看到壓力的變化。這種簡單的「生物回饋儀」至今仍有類似產品，方便、好用且價格便宜是為優點。

目前還有測量肌電圖（electromyography）方式，除了偵測骨盆底肌肉的活性，還可以了解腹部的肌肉是否有不正常的收縮，更藉由電腦紀錄訓練歷程，讓訓練員知道整體的成效。

「生物回饋儀」的使用最好配合醫師或是訓練師的指導，大部分在醫療院所進行。不過病人可以掌握到正確的收縮要領之後，在家持續地進行骨盆底肌肉運動，一樣有很好的效果。

❹ 電刺激

雖然「骨盆底肌肉運動」效果良好，但是對於無法正確、有效執行骨盆底肌肉收縮的病人，電刺激不失為一種選擇。

有一位 80 多歲的老太太，因為尿失禁而需要包尿布。因為她有心臟病，糖尿病控制也不理想，無法接受手術。嘗試接受骨盆底肌肉運動訓練，卻怎麼做都抓不到要領，尿失禁的症狀一直無法改善。

對於不適合手術，又沒有辦法正確做骨盆底肌肉運動的病人，「電刺激」是一個好的選擇。

骨盆底肌肉復健（rehabilitation）包括了「主動運動」（骨盆底肌肉運動）及「被動式」運動，電刺激（electrical stimulation）即屬後者。所謂「被動式」，代表接受治療者不需要費心費力的練習骨盆底肌肉的收縮，只要藉由電刺激儀器電流的刺激，讓膀胱出口開關的肌肉被動收縮，就能達到改善尿失禁症狀的效果。

「被動」的電刺激比較好，還是「主動式」的骨盆底肌肉運動效果佳？其實，能「自動自發」是最好的，許多研究成果都顯示主動式的骨盆底肌肉運動效果更為明確。研究指出，長期追蹤接受電刺激患者尿失禁改善大約 35% 至 70%。電刺激應該視為無法正確完成主動式「骨盆底肌肉運動訓練」患者的替代性選擇。

❺ 藥物治療

「醫師，我咳嗽的時候會漏尿，有沒有藥可以吃？我想把這個

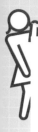
問題治好。」在我的門診中，經常會有患者問這個問題，期待能夠用口服藥物治療應力性尿失禁。

口服藥物確實是國人最熟悉的治療方式。不過直到目前為止，仍沒有有效、副作用低的藥物能治癒應力性尿失禁。有一些藥物可以改善症狀。

千憂解（Duloxetine）是一種抗憂鬱藥物。屬於血清素及去甲基腎上腺素回收抑制劑（serotonin and noradrenaline reuptake inhibitor, SNRI）。藥理上，能夠增強膀胱出口括約肌的張力，對應力性尿失禁應有治療效果。根據三項大規模的研究顯示：和安慰劑比較，服用這個藥物大約能夠降低 50%尿失禁，但也同時發現有高達 22% 是因為副作用（主要是噁心）而終止治療。2004 年歐洲聯盟核可這個藥物用於治療應力性尿失禁，但是在美國始終沒有得到 FDA 的認可。在台灣，千憂解（Duloxetine）衛生署適應症也並未包括尿失禁。

鄒醫師小叮嚀

對於輕微應力性尿失禁，或是健康狀況不適合接受手術的患者，保守治療是最佳選擇。可以從行為治療與骨盆底肌肉運動開始，只要能掌握到正確的肌肉收縮，持之以恆的訓練，尿失禁症狀可以有明顯改善。

Q11

我做了骨盆底肌肉運動，也就是「凱格爾運動」，
但是我自己超級沒恆心，經常忘了做，
漏尿的問題也沒有改善，最近考慮手術。
請教鄒醫師，手術效果好嗎？
會有哪些可能的後遺症？

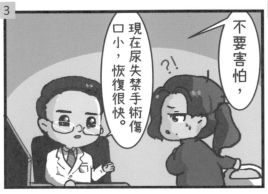
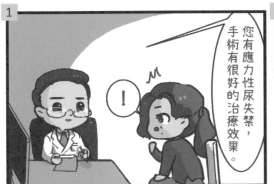
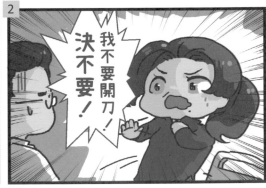
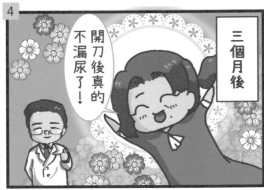

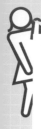

A 許多病人反應，做了凱格爾運動卻沒什麼效果，據判斷有可能是因為做的方法不正確，更有很多婦女就像這位患者一樣，並沒有持之以恆地進行訓練。

「醫生，我真的很努力嘗試了：尿流中斷法、提肛縮陰，這些方法我都做過了，不過工作一忙，還有小孩的事情又讓我煩心，經常忘記做，搞得自己神經分分！幾個月過去了，我漏尿一樣沒有改善，棉墊還越用越厚……醫生，我該怎麼辦？」

「妳可以考慮接受手術啊！」我說。

「什麼！我才不要手術！開刀會痛耶！而且聽說手術會有後遺症……」病人看起來非常抗拒。

「別擔心，」我微笑的說：「現在手術非常進步，傷口小，恢復快，並沒有妳想像的那樣可怕。」

對於漏尿症狀比較嚴重，或是保守治療效果不理想的應力性尿失禁患者，手術是一個很好的選擇。

常見的手術方式包括以下幾種：

◆ 尿道吊帶手術

將吊帶放在尿道的中段，如吊床一般提供尿道支撐，能夠有效

地治療應力性尿失禁。

① **根據吊帶材質區分**

- **人工網膜吊帶**：是目前台灣最常施行的治療尿失禁手術。採用設計過的人工網膜吊帶，透過經陰道的小傷口放在尿道中段。優點是傷口小、恢復快，追蹤研究顯示，對於應力性尿失禁有很好的長期治療效果。

  不過畢竟是人工合成的材質，還是可能發生後遺症，其中較棘手的是陰道或是尿道的侵蝕。萬一發生了這種狀況就可能需要再次手術，將之前植入的人工網膜移除。所幸發生嚴重後遺症的機率並不高。

  對此泌尿科醫學會建議：醫師在施行這項手術之前，要將「人工網膜尿道中段吊帶」的好處與壞處充分告知病人。目前台灣泌尿科治療指引，仍將「人工網膜尿道中段吊帶手術」列為主要治療方式。

- **自體肌膜吊帶手術**：和人工網膜吊帶手術的原理相同，不過採用的是自己身上的肌膜。在人工網膜吊帶還沒有發明之前，這是最主要的手術方式，長期追蹤也有很好的治療效果。在人工網膜吊帶手術普及之後，這項手術就比較少見了。

  不過這些年因為對於人工網膜可能帶來的後遺症的顧慮，這項傳統手術有「回春」的趨勢。畢竟使用的是自己身上的「材料」，不用擔心排斥或尿道、陰道侵蝕的問題。「天然的尚好」就是

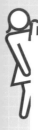

這個道理。

不過，採用「自體肌膜吊帶手術」付出的代價是下腹需要多一個傷口以取出腹直肌的肌膜，所以手術後也比較疼痛。

❷ 根據吊帶拉提方式區分

- **恥骨後吊帶（retropubic sling）**：吊帶由恥骨後路徑向上固定至恥骨的後方，在下腹會有 2 個小的傷口。
- **經閉孔膜吊帶（transobturator sling）**：將吊帶經由閉孔膜向兩側上方固定，在大腿的內側會有 2 個小傷口。

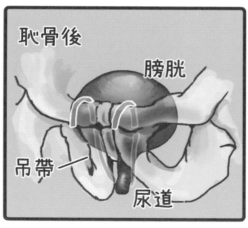
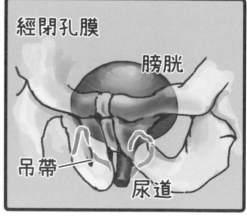

究竟是恥骨後吊帶，或者經閉孔膜吊帶比較好呢？就力學的角度來說，恥骨後吊帶能夠提供相當穩定的支撐，許多學者認為能夠

有更可靠而且長期的效果。不過恥骨後吊帶這種手術路徑需要穿過恥骨後的空間，有可能造成膀胱，甚至腸子的穿刺傷，因此手術風險比較高。

經閉孔膜吊帶是為了避免這些後遺症而發展出來的手術，安全性比較高，但是兩者各有優缺點。一篇於 2010 年發表在《新英格蘭醫學雜誌（NEJM）》的論文比較了兩種手術的優劣：

在一年的追蹤當中，病人主觀認定成功率為恥骨後吊帶 80.8%，經閉孔膜吊帶 77.7%，兩者的成功率是相當的。如果用客觀的條件來評估，成功率分別為 62.2% 以及 55.8%，恥骨後吊帶略勝一籌。

不過關於後遺症，接受恥骨後吊帶病人有 2.7% 發生排尿障礙，而經閉孔膜吊帶為 0%。經閉孔膜吊帶有 9.4% 發生神經痛的症狀，而另外一組恥骨後吊帶的只有 4.0%。

研究結論指出，在 12 個月的追蹤當中，兩種手術方式不管是病人主觀認定或是客觀評估，成功率都是很接近的。不過兩者可能發生的後遺症不同。

❸ 根據吊帶的固定方式（手術的傷口）區分

- **傳統（Standard）尿道中段吊帶手術**：無論是經恥骨後或經閉孔膜路徑，除了陰道將吊帶置入的傷口，固定時會將吊帶穿出皮膚，也會在兩側下腹部或是腹股溝的部位留下小傷口。（共有 3 個傷口）。

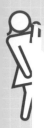
- **單一傷口吊帶手術（single incision sling）**：吊帶以特殊裝置向上固定恥骨後，或者向兩側固定在閉孔膜，但是不會穿過皮膚，因此除了陰道的傷口之外，皮膚外觀不會出現傷口。（只有 1 個傷口）

單一傷口吊帶手術的發明，除了減少傷口的疼痛，更因為少數患者使用傳統吊帶手術，埋藏在皮膚下的人工網膜造成慢性疼痛。相較之下，單一傷口吊帶人工網膜沒有穿過皮下組織，可以減少以上的困擾。

傷口減少了，但是固定的效果會不會打折扣？手術的成功率如何？近來的研究指出，單一傷口吊帶與傳統吊帶手術有相近的成功率。

◆ 陰道懸吊術（colposuspension）

經由下腹部的傷口，或是使用腹腔鏡將膀胱頸拉提並固定在韌帶上，可以有效地改善應力性尿失禁。

陰道懸吊術（colposuspension）曾經是治療應力性尿失禁重要的手術方式，但因為傷口比較大，即使採用腹腔鏡，侵犯性仍然比較高，因此在尿道吊帶手術盛行之後，這個手術比較少採用。不過對於同時需要接受腹腔鏡婦科手術的患者而言，仍不失為一個好選擇。

陰道懸吊式又可分成兩種主要手術方式：

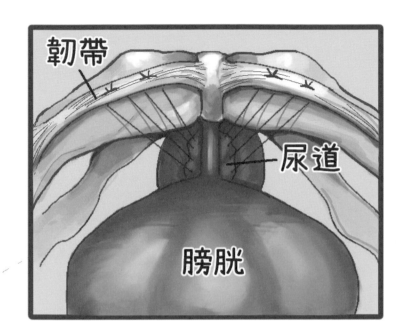

- **開放式陰道懸吊懸吊術**

  需要在下腹部打開傷口。

- **腹腔鏡陰道懸吊術**

  手術經由一個或是多個小的傷口以腹腔鏡來進行。

　　無論是開放式或是經由腹腔鏡手術，都能有效地治療應力性尿失禁，但是如果採用腹腔鏡的手術，建議請對此種術式比較有經驗的醫師來進行。

　　陰道懸吊術可能的後遺症包括：排尿困難、反覆泌尿道感染、性行為不舒適感。不過許多症狀在手術後一段時間會逐漸改善。

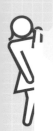
◆ 尿道填充劑注射（bulking agents）

將填充劑經由膀胱內視鏡注射在尿道，可以增加尿道的阻力，改善應力性尿失禁。

最大的好處是沒有手術的傷口，對身體的侵犯性相當小。缺點是治療效果和其他手術方式相比沒有那麼好，且效果會隨著時間而減退，一段時間之後需要重複注射。

接受填充注射治療後，有些病人會暫時出現尿道灼熱、尿道出血的症狀，這些症狀經過一段時間後會緩解。

鄒醫師小叮嚀

尿失禁手術並不可怕。隨著醫學科技進步，只需很小的傷口將人工網膜植入尿道中段，就能夠有效改善讓人困擾的應力性尿失禁。

值得注意的是：應力性尿失禁經常伴隨著頻尿、急尿等膀胱過動症的症狀，甚至有急尿性尿失禁。尿失禁手術之後，可以改善咳嗽、打噴嚏時發生的漏尿，但是頻尿、急尿等排尿症狀可能持續存在，需要配合藥物治療。

Q12

我沒有辦法憋尿，「禁不住」就會「閃尿」。本來我喜歡戶外活動，也喜歡參加進香團和鄰居朋友一起坐遊覽車到廟宇拜拜，但是憋不住漏尿的問題越來越嚴重，每次才剛上車就問司機什麼時候可以上廁所，搞得自己神經兮兮，朋友也笑我，我漸漸就不敢外出參加活動了。醫師說我有膀胱過動症，不過服用藥物會有口乾舌燥的副作用，年紀大了，本來就有便秘，服藥之後便秘更嚴重，有什麼好辦法？

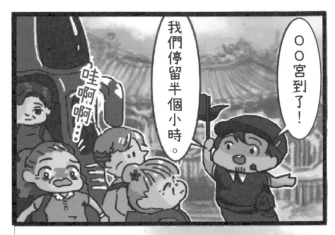

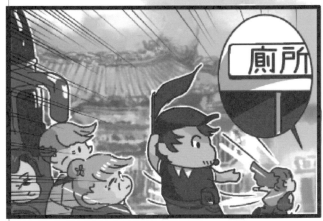

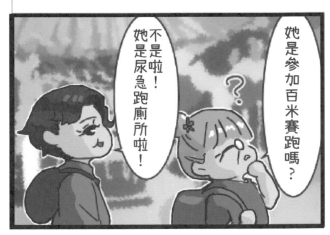

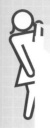
A 急尿性尿失禁最讓人困擾的就是，會感到突如其來的尿急，如果找不到廁所，甚至在到達廁所之前就尿下去了，讓人非常非常困窘。這種尿失禁和咳嗽打噴嚏發生的漏尿不一樣，因為是膀胱無法控制的收縮，將膀胱整個排空，因此可能會發生大量的漏尿，也就是「災難性的漏尿」，不僅是護墊弄髒而已，嚴重的時候甚至可能將整件褲子都弄濕。

◆ 急尿性尿失禁的原因

可能引發急尿性尿失禁的原因很多，有些是暫時性的，只要病因去除之後就能改善；有些是慢性的，需要吃藥物長期控制。

急尿性尿失禁常見的原因包括：

- 膀胱感染
- 膀胱結石
- 膀胱出口阻塞（例如：男性攝護腺肥大或是尿道狹窄）
- 膀胱惡性腫瘤
- 中樞系統神經性疾病（例如：腦中風、巴金森氏症、多發性硬化症等）
- 中樞神經系統受傷（例如：脊髓損傷、頭部外傷）
- 膀胱過動症

這樣看起來，有很多疾病都可能造成急尿性尿失禁，例如急性泌尿道感染、結石，甚至膀胱惡性腫瘤都可能以尿失禁為表現。因此如果有排尿症狀，建議盡早至泌尿科就診。

◆ 哪些人容易罹患急尿性尿失禁？

排除泌尿系統疾病（例如結石、細菌感染、惡性腫瘤等）所導致，大多數急尿性尿失禁是因為膀胱神經系統的問題所造成，也經常伴隨著頻尿、夜尿等其他排尿症狀，好發於：

- **膀胱過動症患者：** 可能從年輕或是中年就開始，經常有頻尿的症狀，而且一有尿意就需要趕快上廁所。若沒有經過妥善治療，嚴重的膀胱過動症會出現急尿性尿失禁的症狀。

- **老年人：** 膀胱由腦中樞神經所控制，隨著年齡變大，身體許多機能退化，也包括腦中樞神經。因此許多老年人會發生尿控制不住的問題。

- **比較肥胖的人：** 肥胖可能與代謝症候群有關。代謝症候群也是造成膀胱功能障礙的重要原因之一。

- **失智症患者：** 由於認知功能退化，失智症患者可能無法正確感知膀胱過漲，也可能忘了去上廁所，當想上廁所的時候卻來不及了。

- **神經系統疾病：** 例如中風、巴金森氏症，因為腦神經受損無法有效地控制膀胱的收縮而引發急尿性尿失禁。

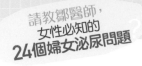
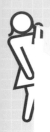

◆ 急尿性尿失禁的治療

和婦女應力性尿失禁相同，一開始可以嘗試保守治療，包括飲食和喝水控制等行為上的改變。不過急尿性尿失禁經常與老年人神經的變化有關，因此行為治療還有保守治療扮演的角色更加重要，但是困難度也隨之提高。

❶ 控制慢性疾病

許多慢性疾病都和尿失禁有關。將慢性病控制好，對尿失禁的治療是有幫助的。例如：

- 糖尿病
- 慢性阻塞性肺部疾病
- 神經性疾病，包括中風與多發性硬化症
- 失智症
- 睡眠障礙，包括呼吸中止症
- 憂鬱症
- 代謝症候群

❷ 改善便秘

很多研究顯示，便秘與膀胱過動、尿失禁有關。便秘能透過行為與飲食改善（如：多食用富含纖維的食物，如蔬菜、水果，多喝水，有充足的活動），與藥物（如：口服瀉劑、肛門塞劑）治療。

❸ 改變生活習慣

- **飲食習慣**：減少攝取會刺激膀胱的食物，例如咖啡、茶、酒精、辛辣、高糖分的食物。
- **戒菸**：抽菸對於膀胱功能有負面影響。抽菸造成的咳嗽也會加重尿失禁症狀。
- **多吃高纖維的食物**：可以改善便秘。

❹ 骨盆底肌肉運動（凱格爾運動）

　　凱格爾運動不僅對於應力性尿失禁有幫助，對於急尿性尿失禁的控制也有助益。它的原理是，尿急的時候藉由主動收縮骨盆底肌肉，能夠向大腦中樞傳送負面回饋的訊息，進而抑制膀胱收縮。

　　關於骨盆底肌肉如何訓練，請參照本書 Q10，第 68 頁。

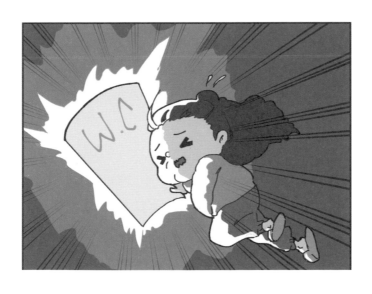

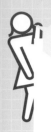
❺ 膀胱訓練

膀胱也可以訓練嗎？當然可以！首先可以訓練「定時解尿」。例如，不要等到尿很急憋不住才去廁所，可先設定每個小時解尿一次，接下來試著慢慢拉長時間。

做膀胱訓練的時候，排尿日記會發揮很大的功能。（請參照本書 Q9，第 61 頁）

真的有尿急、憋不住的感覺該怎麼辦？這個時候不要急著往廁所衝，反而應該靜下來，坐下來，將骨盆底的肌肉夾緊（也就是做凱格爾運動）。不要心急，分散注意力，那種「快要尿出來」的衝動和感覺會逐漸消失，然後再慢慢去廁所解尿。

只要能掌握到控制膀胱的要領，就能夠做膀胱的主人。

❻ 藥物治療

- **抗膽鹼藥物（Antimuscarinics）**

  這是治療膀胱過動症以及急尿性尿失禁傳統的第一線藥物。有不錯的治療效果，常見的副作用包括口乾、便秘等。不過近年來有新一代的抗膽鹼藥物，能夠大幅降低這些副作用，用於老年人身上的安全性也增加。

- **Beta-3 腎上腺接受體促進劑（Mirabegron）**

  這是 2012 年 6 月 FDA 核准用於治療膀胱過動症的新藥。作用於膀胱的腎上腺接受體，可放鬆膀胱逼尿肌，增加儲尿量，改善急尿的症狀。

這種新藥的最大好處是能夠避免傳統抗膽鹼藥物所導致的口乾、便秘等副作用。目前治療指引將 Beta-3 腎上腺接受體促進劑與抗膽鹼藥物同時列為第一線用藥。症狀較為嚴重的患者，醫師會考慮同時使用兩種藥物，達到相輔相成、加強治療的效果。

● **肉毒桿菌素膀胱注射**

如果藥物治療一段時間效果不理想，仍有持續性的尿失禁，或是因為沒有辦法忍受副作用而無法長期接受治療，那麼肉毒桿菌素膀胱注射會是一個好選擇。

使用口服藥物時，藥物經由腸胃道吸收，經由血流運送到全身，達到目標器官膀胱的濃度有限，也容易有全身性的副作用。如果將藥物直接注射到膀胱黏膜下或是肌肉層，有更直接的效果。肉毒桿菌素能夠阻斷神經末梢乙醯膽鹼素，放鬆肌肉，近年在泌尿科也廣泛的運用。美國 FDA 已經通過肉毒桿菌素用於治療神經性膀胱與膀胱過動症導致的尿失禁，台灣健保也已經通過給付標準。

❼ 電刺激

包括：

● **薦神經刺激（Sacral nerve stimulation, SNS）**

也就是進行神經調節（neuromodulation），將電極植入薦椎神經，透過儀器持續發送電波影響薦椎神經排尿功能。

這項治療需要經過手術將儀器與電池放在身體裡，因此侵犯性比

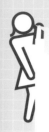

較高，也需要更換電池。但是對於急尿性尿失禁有一定治療效果。

● **經皮脛神經刺激**

（Percutaneous tibial nerve stimulation， PTNS）

透過放置於腳踝的電極刺激脛神經，達到調節膀胱功能的效果。

以上兩種以電刺激調控膀胱神經的治療方式，受限於產品價格以及治療成效，在台灣還不普遍。不過科技不斷進步，未來仍有可能引進台灣，造福膀胱過動與急尿性尿失禁的患者。

鄒醫師小叮嚀

　　急尿性尿失禁因為經常突然的發生，而且可能造成「災難性、大量的漏尿」，因此帶給患者很大的困擾，甚至不敢出遠門，把自己關在家裡。導致急尿性尿失禁原因很多，有些是可以經過治療快速改善的，例如：泌尿道感染、結石等。

　　然而大部分患者與慢性疾病有關，例如：代謝性疾病、老年人神經退化性疾病。這時候需要透過行為治療、藥物治療，甚至肉毒桿菌素膀胱注射來改善症狀。除此之外，家人的鼓勵和支持，對於尿失禁的控制也是很重要的。

Q13

我 45 歲，生過兩個小孩，最近孩子大了，我比較有自己的時間，迷上健身運動。不過當在我做有氧運動、跳躍，尤其是深蹲的時候竟然會漏尿！這樣正常嗎？

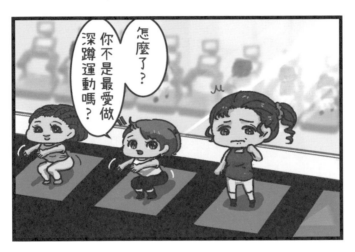

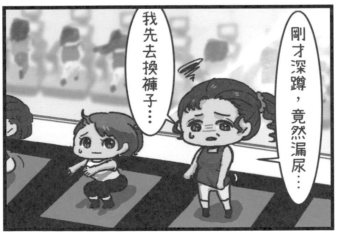

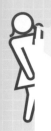
A 近年來，我注意到因尿失禁就診的患者族群越來越年輕，並不是尿失禁年齡層下降了，而是現在的女性越來越重視自己的健康，經常運動，卻有不少女性因為運動而產生的尿失禁深感困擾。

其實生產後的女性原本就很容易有尿失禁，一般日常生活還好，但是運動時候的跳躍、跑步，使得原本的尿失禁變得更加嚴重，每次出門運動前還要鋪上厚厚的棉墊，既尷尬又不方便。有些女性因此而不敢運動，但是不運動，對健康有負面的影響，並不是一個好選擇。

「醫生，我本來最喜歡慢跑，還有爬山，後來發現跑步跑個 20 分鐘，護墊就濕掉了。爬山也有相同的困擾，上山的時候還好，但下山的時候褲子會濕到旁邊的人都看得出來。我很沮喪，就停止運動，沒想到一直發胖，最近半年胖了 5 公斤，現在漏尿越來越嚴重了，連走路也會漏尿。醫生，我該怎麼辦？」

我建議她接受尿失禁手術，手術之後一個月恢復慢跑以及有氧運動，過一段時間她恢復苗條的身材，也完全不漏尿了。

肥胖是健康的大敵，也容易造成應力性尿失禁。要保持適當的體重還有良好的體能，運動是不可或缺。問題是，許多運動都會造成腹部壓力增加，引發漏尿。根據 Aletha Silva Caetano 於 2007 年發

表的論文指出，事實上許多女性運動員都曾經歷運動時漏尿的經驗。因為尿失禁會讓運動員感到尷尬，甚至羞恥，影響到運動表現，嚴重的時候會停止運動。

　　兩難之間該怎麼取捨呢？最理想的方法是：避免從事會造成骨盆底鬆弛的運動，平時加強骨盆底肌肉收縮運動，才可以避免尿失禁惡化。

◆ 做哪些運動易發生漏尿？

- **蹦床（彈簧跳床，trampoline）**：根據一項研究統計，激烈的彈跳運動，讓 80% 沒有生產過的年輕女性運動員曾發生漏尿。
- **跳遠**：根據論文研究指出，跳遠的時候腳和地面接觸時的力量可達到體重的 16 倍，對骨盆底的肌肉衝擊可想而知。
- **體操（包括有氧運動）**：肢體（包括腿部以及會陰部）充分伸展，並且有許多跳躍的動作，過程中容易發生尿失禁。
- **跑步**：跑步時腳和地面每一次的衝擊，都需要膀胱外括約肌緊縮來防止尿液漏出。隨著運動時間增加，膀胱漸漸充滿尿液，外括約肌也開始疲乏而發生漏尿。
- **籃球**：籃球運動包含了快速奔跑、爭奪籃板球、跳躍投籃的動作，容易發生漏尿。
- **舉重**：會造成腹部壓力上升，引發應力性尿失禁。

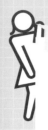
- **深蹲**：深蹲最近蔚為流行，因為可以訓練到核心肌群、瘦小腹，讓許多婦女朋友趨之若鶩。但是女性雙腿微張後蹲下這個動作，本來就容易漏尿。我建議喜好深蹲運動的婦女朋友，在蹲下、站起的動作同時收縮會陰部的肌肉，漏尿的機率就能下降。

◆ 若有尿失禁問題，哪運動比較能夠避免尷尬？

- **游泳**：在水中進行的活動能夠避免地心引力的影響，在水中以水平的方向移動，對於婦女的骨盆底器官不會有衝擊，是有尿失禁困擾的婦女運動的首選。
- **高爾夫球**：揮桿以及步行過程比較不會衝擊骨盆底器官。
- **騎腳踏車**：足底不會接觸到地面，不會像跑步或是跳躍等運動造成對身體的衝擊。

以上運動沒有激烈的彈跳，對於骨盆底肌肉以及骨盆底器官的衝擊都比較少。

◆ 喜愛運動但是又會發生漏尿，該如何處理？

- **使用適當的棉墊，以避免尿失禁造成的尷尬**：如果漏尿的量並不大，可以使用較輕薄舒適，預防尿失禁的棉墊。
- **運動前減少喝水，並且排空尿液**：排空尿液之後再運動，這一

點沒有爭議，但是減少喝水量，對某些容易流汗的運動並不合適，尤其如果要在高溫之下從事競賽型的活動，反而應該在運動前適當的補充水分，以避免運動過程中流汗脫水。

- **加強骨盆底肌肉訓練（凱格爾運動）**：熱愛運動的女性有較強的肌肉強度及更好的心肺功能，但是並不代表有更強韌的骨盆底肌肉，因為一般的運動並不會加強這部分的肌肉強度。因此有漏尿困擾的女性，平時就可以加強骨盆底肌肉訓練。（請參見本書 Q10，第 68 頁）

- **尿失禁手術治療**：如果應力性尿失禁比較嚴重，保守治療效果不理想，尿失禁手術是一個選擇，術後一段時間就可以恢復運動。由於吊帶手術加強了尿道支撐，能夠有效改善尿失禁的症狀。

鄒醫師小叮嚀

　　運動有益身心，婦女因為尿道比較短，先天在劇烈的運動下的比較容易漏尿，但若因為擔心漏尿而不敢運動，就有點本末倒置了。建議平時多做凱格爾運動，增強骨盆底肌肉的張力，運動前做好防護措施，先排空膀胱的尿液，可以減少運動時尿失禁的尷尬。

Q14

我的母親今年85歲了，有糖尿病，這幾年經常泌尿道感染，最近頻尿越來越嚴重，經常吵著要上廁所，但是到了廁所又尿不出來，而且不停地漏尿，一天需要好幾塊尿布。去醫院檢查，醫生說母親膀胱無力症，尿都滿出來了才尿失禁，建議我們間歇性導尿。可是媽媽聽到要導尿非常害怕，擔心插入尿管會痛，更害怕導致泌尿道感染。請教醫師，我們該怎麼辦？

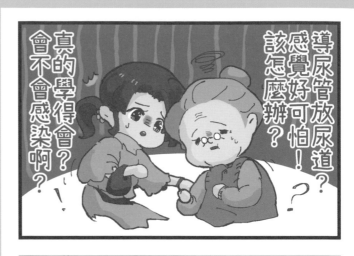

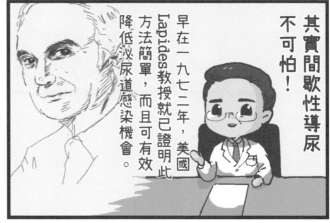

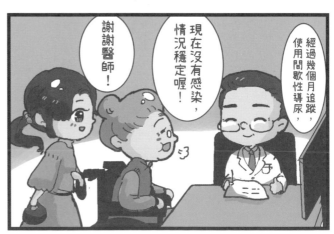

婦女常見的尿失禁，除了應力性尿失禁和急尿性尿失禁，另外一種就是滿溢性尿失禁。

常見婦女尿失禁的種類

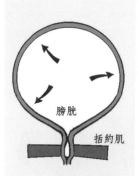

滿溢性尿失禁

膀胱

括約肌

可能因為膀胱出口阻塞或是膀胱無力症沒有辦法將尿液排出。膀胱的尿液太滿了而漏出來。

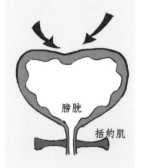

應力性尿失禁

膀胱

括約肌

尿道括約肌功能缺損，當腹壓增加的時候，尿液不自主地漏出來。

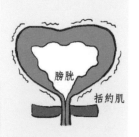

急迫性尿失禁

膀胱

括約肌

可能因膀胱過動症，或膀胱發炎，尿急的時候無法控制發生漏尿。
也常見於神經性疾病。

什麼是滿溢性尿失禁呢？顧名思義，就像是一個杯子水裝滿了，沒有辦法排空，水卻一直進來，自然會滿到外面來了。

膀胱最重要的功能就是儲存和排空尿液，當解尿的時候，膀胱逼尿肌會產生一個穩定的力量將尿液排出來。一旦膀胱失去了收縮力量，就沒有辦法有效地排空，尿液蓄積在膀胱裡面，超過了一定的容量（一般正常膀胱容量大約 500 C.C.）會造成尿失禁，這就是

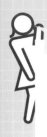
滿溢性尿失禁，而膀胱失去收縮的功能，即稱之為「膀胱無力症」
（Underactive Bladder）。

　　尿失禁是我們可以觀察到的現象，如果因為膀胱無力導致膀胱
尿液沒有辦法排出來，容易造成嚴重而且反覆的泌尿道感染，也容
易形成膀胱結石。嚴重的話膀胱就像沒有辦法「泄洪」的水庫，會
造成輸尿管逆流、腎臟水腫，影響腎臟功能，最後甚至要洗腎。
　　這樣看來，膀胱無力症導致小便沒有辦法排乾淨是一個嚴重的
課題，尤其在高齡化社會，「膀胱無力症」越來越普遍，形成老年
人健康嚴重的威脅。

◆ 膀胱無力症的症狀

- 解尿困難
- 排尿速度變慢
- 解尿斷斷續續，甚至會中斷
- 覺得解尿解不乾淨
- 需要腹部用力解尿

　　以上的症狀如果出現在男性，一般會聯想到攝護腺肥大。不過
女性沒有攝護腺，因此造成排尿困難症狀的原因大多數是因為「膀
胱無力症」。

除了膀胱無力症，有沒有其他原因造成女性排尿困難，甚至滿溢性尿失禁呢？

有的，雖然沒有攝護腺，女性也可能因為尿道狹窄，膀胱高度脫垂造成膀胱出口阻塞，因此如果有排尿困難的現象，須請泌尿專科醫師進一步檢查原因。

◆ 那些人容易發生膀胱無力症？

❶ 糖尿病患者

糖尿病是最常造成膀胱無力症的代謝疾病。因為糖尿病造成膀胱神經病變（DM cystopathy），膀胱感覺減低，膀胱容量增大，膀胱收縮力減弱，進而造成餘尿過多。

❷ 膀胱出口阻塞

女性雖然沒有攝護腺，但停經後婦女有可能因為荷爾蒙缺乏，發生尿道狹窄。骨盆底器官嚴重脫垂（例如：膀胱脫垂，子宮脫垂等）造成膀胱出口的角度改變，無法順利排尿，嚴重時可能造成膀胱失去收縮功能。

❸ 老年人

由於年齡增長，身體許多器官均發生變化。膀胱也是如此，老年人膀胱肌肉減少，收縮力減弱。此外老年人膀胱內負責感應膀胱

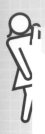
尿液容量的接收器（M3 receptors）減少，膀胱變得比較不敏感。

④ 巴金森氏症患者

這是一種中樞神經退化性疾病。大部分患者會出現膀胱過動（頻尿或者急尿性尿失禁），但是根據研究指出，有 16% 的病人會出現膀胱無力症。

⑤ 脊椎損傷患者

負責膀胱收縮的是薦椎神經，如果受到損傷，膀胱將失去收縮功能。造成損傷的原因包括：外傷、椎間盤突出、腰椎腫瘤（原發性或轉移性）、動靜脈畸形（Arteriovenous malformation）造成神經壓迫。

⑥ 骨盆神經叢損傷

這種情況比較少見，通常是在接受重大腹部或是骨盆腔手術（例如：子宮根除手術）之後發生神經損傷。此外，如果因為外傷造成骨盆骨折，也可能影響到膀胱神經導致膀胱無力症。

⑦ 感染性疾病

因感染性疾病影響排尿中樞神經，包括：

- **後天免疫不全症（AIDS）**：AIDS 經常造成神經功能的缺損。一項為 18 位病人所做的尿動力學檢查發現，其中 11 位有神經性

膀胱，其中 55% 出現膀胱無力症。

- **帶狀皰疹（Herpes Zoster）**：帶狀皰疹是一種由病毒引起的急性單一神經病變。如果侵犯薦椎神經，將會導致膀胱以及肛門括約肌失去控制。在發作早期，可能出現頻尿、急尿等膀胱過動的症狀，隨著疾病的進展，膀胱會失去感覺，餘尿量增加，導致尿液滯留。

  帶狀皰疹造成的排尿障礙通常是暫時的，一般在皰疹痊癒之後的幾個月之內會恢復。

◆ 如何治療？

很可惜的，到目前為止，仍然沒有有效治療膀胱無力症的好方法。雖然行為療法和藥物治療多少能夠改善排尿功能，但是距離理想的目標還有一段距離。分別說明如下：

❶ 行為療法（排空膀胱的技巧）

- **用腹壓解尿**：膀胱失去了收縮能力，可以使用增加腹壓的方法，就像解大便一樣將小便排出來。

  因為女性的尿道比較短，解尿的時候腹部用力或是用手按壓小腹有助於小便的排出。值得注意的是，如果已經有骨盆底器官脫垂，例如膀胱或是子宮脫垂，使用腹壓解尿，可能會讓脫垂更加嚴重，也沒有辦法順利排出尿液。因此如果發現「有東西」

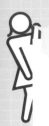

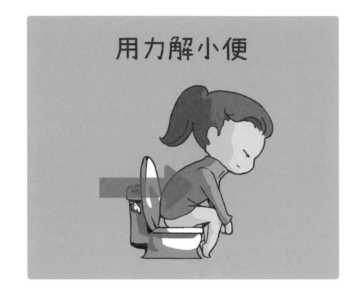

（可能是膀胱或是子宮）從陰道口突出，請立即就醫，並且暫停腹部加壓解尿。（有關骨盆底器官脫垂，請參照本書 Q15，第 107 頁）

- **雙重解尿（double void）**：因為一次沒有辦法將小便解乾淨，餘尿仍然很多，可以在解尿之後，間隔幾分鐘，再嘗試解尿一次。

❷ 藥物治療

- **甲型交感神經擷抗劑**：這是傳統上用於治療男性攝護腺肥大的用藥，女性雖然沒有攝護腺，但是在藥理作用上同樣能夠放鬆膀胱頸的肌肉，幫助解尿。

- **蕈鹼類受器（Muscarinic receptor）促進劑**：如：bethanechol、 carbachol，用於增加膀胱張力。

以上藥物對於膀胱無力症的治療效果都不是很顯著。或許能夠協助病人部分排空膀胱尿液，但是如果餘尿量過多，仍然需要輔以間歇性導尿。

❸ 間歇性導尿

是膀胱無力症、滿溢性尿失禁治療重要的一環。使用無菌或是清潔的導尿管，由病人自己、家屬或照顧者每隔數小時膀胱殘留的尿液引流出來。最大的好處是不需要長期放置導尿管，減少泌尿道感染的機會。

間歇性導尿示意圖

導尿管經由尿道置入膀胱，將尿液引流，由病人或家屬執行，每日數次。

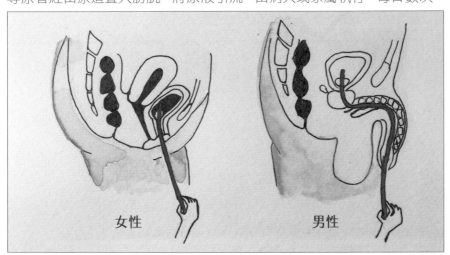

女性　　　　　男性

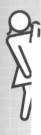

❹ 長期放置尿管

雖然臨床上，我們推薦間歇性導尿，但是需要每隔數小時由患者自己或是照顧者導尿，需要較多的人力。如果人力不足，甚至病人無法接受一天多次導尿（男性患者可能抱怨導尿造成尿道不舒服），品質不好的間歇性導尿反而可能造成更嚴重的泌尿道感染。

因此，如果經過醫師評估，患者因為膀胱無力症沒有辦法排空尿液，又無法間歇性導尿，只好選擇長期放置尿管。

長期放置尿管分為以下兩種：

- **經尿道導尿管**：這是臨床最常見的導尿管放置方式。經由尿道將尿管置入膀胱，將尿液引流，末端有一個可充水的水球將尿管固定在膀胱頸，不會因身體移動而滑脫。可以將尿管連接到尿袋持續引流，也可以用一個控制閥，要解尿的時候鬆開讓尿液流出。

- **恥骨上膀胱造廔**：經由恥骨上的小傷口（膀胱造廔）將導尿管經由皮膚置入膀胱，引流尿液。它的好處是：
  - 避免長期放置導尿管對尿道造成損傷
  - 能夠有性生活
  - 避免放置尿管引起之尿道不舒適
  - 能放置管徑比較大的導尿管，減少阻塞的機會

不過「恥骨上膀胱造廔」是一項需要在麻醉下進行的手術，若

病人身體狀況不適合麻醉手術，就無法採取這種方式。

　　長期放置尿管仍有缺點：無論是經尿道放置，或經恥骨上膀胱造瘻放置導尿管，有可能會有泌尿道感染、膀胱結石等併發症，而且長期放置導尿管，可能刺激膀胱黏膜，有引發膀胱惡性腫瘤的危險。

　　因此雖然長期放置尿管照顧起來比較方便，如果可能，還是盡量早日脫離導尿管，採取間歇性導尿是比較好的選擇。

恥骨上膀胱造瘻

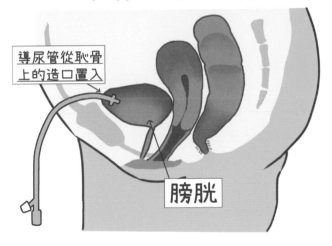

導尿管從恥骨上的造口置入

膀胱

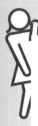

鄒醫師小叮嚀

　　台灣即將進入「超高齡社會」，膀胱無力症將是一個越來越重要的課題。目前還沒有能有效治療膀胱過動症的藥物或是手術，只能透過行為療法或生活習慣的調整來改善膀胱無力帶來的困擾。

　　間歇性導尿是最好的方法，但如果因為照顧人力的問題，恥骨上膀胱造廔或是長期經尿道放導尿管也是一種選擇。

Q15

我今年65歲,生過4個小孩,年輕的時候生活很辛苦,為了家計需要四處打零工、幫人家洗衣服……10年前因為子宮頸癌將子宮切除,近半年發現好像有一坨東西從陰道掉出來,不知道是什麼東西?真的好困擾,因為連走路都不方便了。

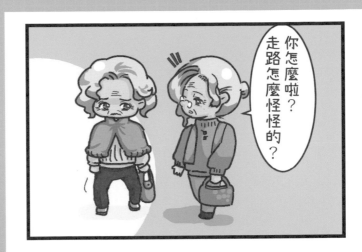

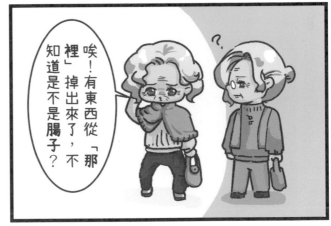

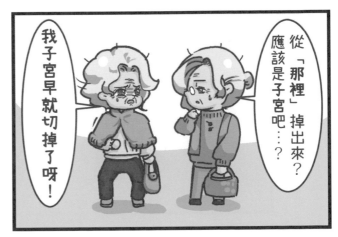

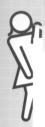

A 上述案例就是所謂的女性「骨盆底器官脫垂」。

骨盆底器官脫垂是婦女常見的疾病，根據《英國醫學期刊（BMJ）》的統計，在婦產科常規的檢查當中，發現 30% 至 76% 的受檢婦女有某種程度的脫垂。婦女一生中發生骨盆底器官脫垂而需要手術的機率大約是 12% 至 19%。

「骨盆底」由肌肉群所組成，就像吊床一樣將骨盆底器官支撐起來，包括膀胱、子宮、陰道、小腸，以及直腸。

牽涉到這麼多重要的器官，就了解骨盆底的重要！因為人類站立行走，要抵抗地心引力，當婦女經歷過生產、年紀增長、老化，骨盆底的肌肉逐漸鬆弛的時候，這些器官就可能離開原來的位置，甚至整個突出在陰道之外，產生所謂的「脫垂」。

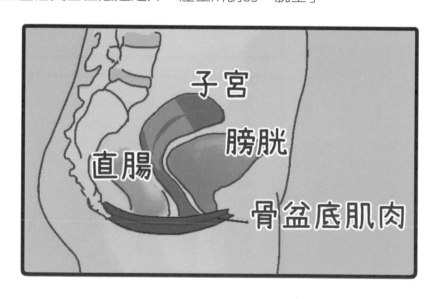

◆ 骨盆底器官脫垂會有哪些症狀？

- 有東西從陰道突出，造成不適，甚至影響行動。
- 覺得骨盆腔有一種「壓力的感覺」，不舒服，漲漲的，特別是劇烈運動的時候。
- 久站，或是咳嗽的時候，骨盆腔漲漲不舒服的感覺特別嚴重。
- 漏尿（尿失禁）。
- 便秘，或大便失禁。
- 腰酸背痛。
- 行房的時候覺得疼痛。
- 排尿困難，或是有尿急感。

◆ 最常見的女性骨盆底器官脫垂是哪一個器官？

- 膀胱：許多人以為從陰道「掉出來」的器官應該就是子宮。根據研究，最常脫垂的器官卻是膀胱。因為膀胱缺乏像子宮一樣的強而有力的韌帶支撐。
- 子宮。
- 直腸。
- 陰道穹窿，常合併小腸膨出（出現於子宮切除後的病人）。

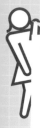
　　這樣看起來，和骨盆底相關的器官都可能從陰道脫垂，光從外觀很難確認是哪一部分脫垂。要請專科醫師做詳細診察，才能確認部位。

陰道前壁（膀胱）脫垂

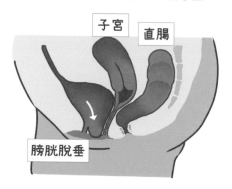

子宮脫垂

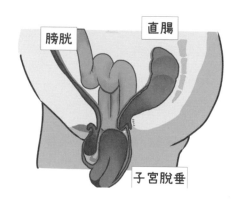

陰道後壁（直腸）脫垂

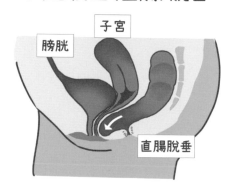

子宮切除後腸脫垂

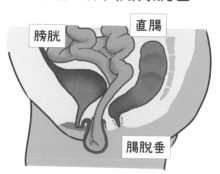

◆ 哪些人容易發生女性骨盆底器官脫垂？

任何增加腹壓的狀況都可能導致骨盆底器官脫垂，常見的有：

- 懷孕。
- 生產（經過陰道生產）：生產的過程中，陰道組織經過拉扯，尤其是多次生產的婦女，發生應力性尿失禁與器官脫垂的機會增加。不過骨盆底器官脫垂也可能發生在從未生產過或是剖腹生產的婦女。
- 年齡：隨著年齡增加，骨盆底肌肉也會老化及鬆弛。根據統計，60 至 79 歲大約 37%，超過 80 歲，大約 50% 的婦女會有某種程度的骨盆底器官脫垂。
- 停經：停經後的婦女缺乏女性荷爾蒙（雌激素），增加骨盆底器官脫垂的風險。
- 肥胖。
- 呼吸系統疾病：例如慢性肺氣腫導致長期的咳嗽。
- 便秘：需要腹部用力解大便，負壓增加會提高骨盆底器官脫垂的機會。
- 骨盆器官癌症。
- 子宮切除。

此外，基因遺傳也扮演重要的角色，我在幫婦女手術的時候也注意到有些年輕女性已發生嚴重的脫垂，且發現她們的結締組織確

111

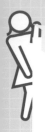
實比較脆弱，這也可能是造成脫垂的主要原因之一。

◆ 需要就醫的情況

- **症狀：** 是否要接受積極治療，主要取決於脫垂所帶來的骨盆腔不舒服是否會影響到日常生活。
- **生活形態：** 是否因為工作而需要久站？或經常需要肢體勞動（搬重物）？活動量越大的婦女越需要考慮積極治療。
- **性生活：** 如果對性生活造成影響，需考慮治療。
- **年齡：** 年輕的婦女比較建議積極治療。
- **身體健康狀況，是否有慢性病：** 如果有糖尿病高血壓，甚至心臟腦血管疾病的患者，接受手術的風險較高，可優先考慮保守治療。

鄒醫師小叮嚀

　　許多婦女發現「有東西」從陰道掉出來時，內心都會很恐慌。其實骨盆底器官脫垂相當普遍，而且是可以治療的。最常發生脫垂的器官是膀胱，其次是子宮、直腸。有些婦女接受過子宮切除手術，發生脫垂的大多是膀胱或是直腸。如果脫垂的器官造成身體的不適，甚至影響到日常生活行動，不要覺得不好意思，應該盡快請婦女泌尿專家診治。

我 48 歲，生過兩個小孩，最近接受子宮頸抹片檢查的時候，醫師告訴我有膀胱和子宮脫垂，但是我沒有什麼症狀，一定要開刀嗎？有沒有方法改善這個狀況？骨盆底器官脫垂能預防嗎？

A 雖然骨盆底器官脫垂在女性很常見，但許多都是輕度的脫垂，不一定有症狀。或是只有在比較勞累，久站的狀況下才有症狀，這個狀況下不一定需要接受手術。另外，許多中老年婦女罹患多種慢性疾病，例如：糖尿病、高血壓、心臟病、中風等，手術及麻醉的危險性提高，這樣的狀況下，可以考慮保守治療。

骨盆底器官脫垂的保守治療包括生活形態改變，骨盆底肌肉運動，以及陰道子宮托。

◆ 生活形態改變

最主要的就是減少腹部壓力增加的機會，有助於避免脫垂進一步的惡化。

- 如果體重過重或肥胖，建議減重
- 停止抽菸
- 避免便秘

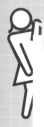

- 避免搬重物
- 避免高衝擊的運動（例如跑步、跳躍），喜歡運動的人可改較
  為和緩或是低衝擊性的運動，例如游泳，可以避免地心引力帶
  來的影響，也沒有身體劇烈的衝擊，是有器官脫垂困擾的婦女
  最好的運動選項。

◆ 骨盆底肌肉訓練

　　這是骨盆底器官脫垂保守治療當中最重要的。有多項研究指出，
正確而且持之以恆的骨盆底肌肉運動能夠改善骨盆底器官脫垂（詳
細內容請參考骨盆底肌肉運動章節：Q10，第 68 頁）。

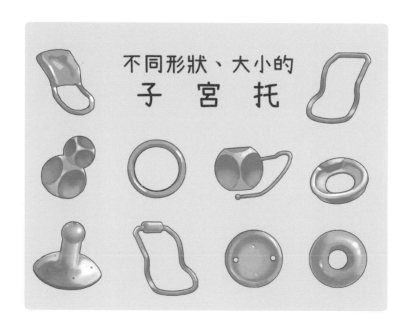

不同形狀、大小的
子 宮 托

◆ 陰道子宮托

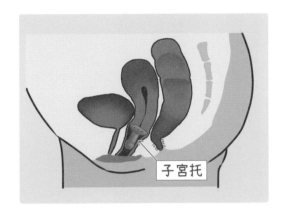

子宮托 是一種可以置入陰道以支撐脫垂器官的裝置，也是保守治療當中非常重要的一環。有不同類型的子宮托可供選擇，由矽膠或塑料製成。經過醫師評估，估計陰道的大小，插入適當尺寸和形狀的子宮托，以有效地讓脫垂的器官在不需要手術的狀況下復位。有研究指出，在一年的追蹤當中，病人的滿意度相當高，和手術治療的病人相比，有相近的滿意度。

對於有性生活的女性，性生活前必須將子宮托取出，事後再自行放進去。對於沒有性生活需求的女性，可以每隔一段時間到醫療單位由專業人員維護，將子宮托取出清洗之後，再次放入。

使用子宮托最常見的副作用是陰道分泌物增加。長時間使用陰道子宮托如果沒有適當的維護，也有可能造成局部組織的侵蝕、感染，最嚴重的狀況下甚至可能產生瘻管。

雖然使用子宮托有許多好處，對於老年合併有慢性病的婦女應該是優先的治療選擇，但是實際的狀況是：許多台灣的婦女不願意將「異物」放進身體裡，也不能忍受不舒適的感覺，因此使用子宮托治療骨盆底器官脫垂的接受度並不高。

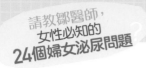

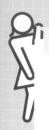

◆ 預防骨盆底器官脫垂的方法

預防勝於治療，雖然女性骨盆底器官脫垂的發生和遺傳體質、生產數、年齡等因素有關，如果注意到以下事項，可以減少發生脫垂的機會。

- **維持適當的體重**：肥胖增加婦女骨盆底器官脫垂的機會。如果目前體重已經過重，建議減重。
- **選擇高纖維的食物**：能預防便秘，對於整體健康也有幫助。
- **不要抽菸**：抽菸會導致慢性咳嗽，增加腹部壓力。如果有抽菸習慣，立即戒菸。

鄒醫師小叮嚀

輕度的骨盆底器官脫垂並不一定需要手術。勤練骨盆底肌肉收縮運動，避免便秘，避免提重物，避免身體衝擊量大的運動，可以防止脫垂進一步的惡化。如果脫垂已經帶來生活上的困擾，又不適合手術，經由專業醫療人員的協助選擇適合的子宮托，是改善脫垂困擾的好方法。

我母親有膀胱脫垂多年，最近越來越嚴重，
連行動都受到影響。
曾經嘗試接受保守治療，但效果不明顯。
最近不斷跟她溝通，她好不容易才答應接受手術治療。
請教醫師，開刀有哪幾種方式？
有哪些可能的併發症？

 如果脫垂造成身體不適，經保守治療效果不理想，
手術是一個合理的選擇。

在考慮接受脫垂手術之前，可以先評估以下項目：

- **是否還要生小孩？** 如果還在生育年齡，仍有生小孩的計劃，脫垂手術的時間應該往後延遲，因為如果接受了脫垂修補手術，再一次的生產可能造成脫垂的復發。

- **年齡：** 老年婦女需考慮身體狀況是否適合接受手術，內科相關疾患是否會影響手術成效？是否增加手術的風險？例如：糖尿病會增加手術傷口感染的風險，心血管疾病會增加手術及麻醉的風險。

- **性生活：** 年輕的婦女性生活通常比較活躍，必須考慮到脫垂手術對於性生活可能造成的影響。

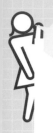
◆ 手術的類型

❶ 閉合手術

以手術的方式讓陰道變窄或縫合起來，能阻止脫垂的器官突出身體之外。但是這種手術會將陰道封閉，也就不再能有性生活。適合不需性生活的婦女。

❷ 重建手術

有多種重建手術。透過經陰道，或是從腹腔進入的手術方式將骨盆底器官恢復到原來的位置。

- **經陰道手術**：經由陰道的傷口，使用自體的組織或是人工網膜將器官復位。

  - 子宮骶韌帶懸吊和骶棘固定（Uterosacral ligament suspension [ULS] and sacrospinous ligament fixation [SSLF]）：脫垂部分用縫線連接到韌帶或骨盆中的肌肉，可用於治療子宮或陰道穹窿脫垂。這種手術的好處是使用自己身體的組織，以縫線固定修復脫垂。研究指出，隨著時間增加，仍然有一定比例發生脫垂的復發。

  - 陰道前後壁縫合手術：這是傳統的脫垂修補方法，經過陰道的傷口將陰道前壁（膀胱旁的筋膜）以及陰道後壁（直腸旁的筋膜）用縫線縫合加強。這種手術的好處是：使用自己身體的筋膜，沒有排斥的問題，減少感染的風險；傷口位於陰

薦骨陰道固定術

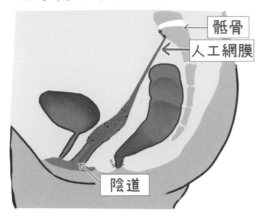

道內，疼痛減少。缺點是：對於高度脫垂的患者，由於自體組織本來就比較脆弱，加上此種手術方式並無法對抗地心引力的牽引，支撐力不足，所以復發的機會比較高。

- 人工網膜骨盆底重建手術：使用人工網膜將脫垂的器官固定在提供足夠支撐力的韌帶上。優點是：人工網膜能夠補強自己組織力量的不足，復發的機會比較低。缺點是：經由陰道置入的人工網膜有比較高的機會造成陰道、膀胱的侵蝕，也可能會有慢性疼痛、性交疼痛等後遺症，之後需要再一次進行手術取出人工網膜的機會也比較高。

● 經腹部手術

- 薦骨陰道固定術（Sacrocolpopexy）：適用於子宮切除後陰道穹窿脫垂和腸脫垂的患者。以腹部切口或腹腔鏡進行。以

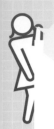

人工網膜縫合於陰道的前壁和後壁，然後連接並且固定到骶骨（尾骨），這種手術可將子宮切除後的患者陰道穹窿脫垂和腸脫垂回復原位。

- 薦骨子宮固定術（Sacrohysteropexy）：適用於子宮脫垂的病人。通過腹部切口或腹腔鏡，以人工網膜縫合子宮頸，然後連接到骶骨，將子宮回復原位。

「經腹部重建手術」和「經陰道人工網膜骨盆底重建手術」同樣使用人工網膜提供骨盆底器官的支撐，不過發生陰道、膀胱侵蝕的機會比較少，手術後陰道也較不會縮短，對性生活的影響小，適合比較年輕、性生活活躍的婦女。

鄒醫師小叮嚀

「有東西」從陰道口突出來（骨盆底器官脫垂），不僅影響病人自信，可能導致病人的恐慌，不敢出門，陰道黏膜和內褲摩擦甚至會引發出血疼痛。當保守治療效果不理想，手術是很好的選擇。無論是經陰道或是經由腹部的修補手術都有不錯的效果。如果有這個問題，請至專科醫師診治，討論最好的手術方式。

Q18

我今年32歲，一直有頻尿的問題，我以為是膀胱發炎，就去買抗生素來吃，但抗生素吃了沒有效果。後來去看醫生，檢查並沒有泌尿道感染，說可能是「膀胱過動症」，但是我服用治療膀胱過動症藥物之後，效果也很有限。最近頻尿的症狀越來越嚴重了，漲尿的時候下腹部還會痛，這是怎麼回事？

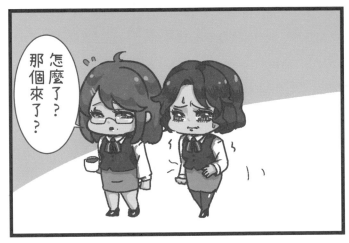

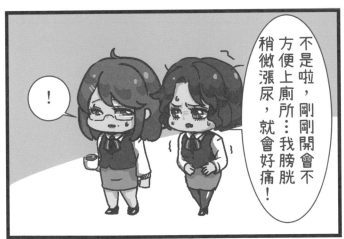

A 在門診經常遇到這樣的案例，因為女性經常有泌尿道感染，所以一旦有頻尿還有下腹部不舒服的問題，就會「自我診斷」為膀胱發炎，開始服用抗生素。但以上症狀不一定是細菌感染所引起的。如果有頻尿症狀，漲尿的時候下腹部會痛，這時候就要考慮「間質性膀胱炎 / 膀胱疼痛症候群」（Interstitial cystitis [IC] / bladder pain syndrome [BPS]）這個診斷了。

◆ 什麼是「間質性膀胱炎 / 膀胱疼痛症候群」？

根據台灣泌尿科醫學會治療指引，「間質性膀胱炎 / 膀胱疼痛症候群」定義為：「與膀胱相關聯的不愉快感覺（疼痛、脹脹的、不舒服的感覺），合併有下泌尿道症狀（頻尿、夜尿）超過 6 星期，沒有泌尿道感染以及其他已知的下泌尿道疾病。」

醫學描述聽起來總是有那麼一點咬文嚼字，簡單的說，就是頻尿、夜尿這些討厭的排尿症狀已經一段時間了（超過 6 星期），伴隨著膀胱脹脹痛痛、不舒服的感覺，尿液檢查是正常的，並沒有任何已知的疾病（例如感染、腫瘤、結石）可以解釋以上的症狀。

這就奇怪了，既然找不出任何已知的病理機轉，為什麼還會下腹脹痛及頻尿，讓人如此困擾呢？

事實上，過去數十年當中，醫學界花費了莫大的人力、物力，

但是至今還沒有辦法找到「間質性膀胱炎／膀胱疼痛症候群」確切的致病機轉，目前只知道這是一個多重因素造成的疾病。有些患者伴隨著相關的健康問題：例如腸躁症（irritable bowel syndrome）、纖維肌痛（fibromyalgia），還有其他的疼痛症狀。

◆ 間質性膀胱炎／膀胱疼痛症候群的症狀

- **疼痛**：這是讓患者最感到困擾的。膀胱漲尿的時候疼痛加劇，解尿之後會緩解。疼痛的位置可能是下腹部（膀胱），但也可能在尿道、後背，或是會陰部、外陰部及陰道。有時候「疼痛」的感覺很模糊，只是一種悶悶、不舒服的感覺，

- **頻尿**：所謂「頻尿」沒有嚴格的定義，一天排尿超過 8 次就可能有頻尿的問題，常有「夜間因為解尿而起床超過 1 次」（夜尿）的困擾。

同樣是經常跑廁所，頻尿，也沒有泌尿道感染，究竟如何知道是膀胱過動症或是間質性膀胱炎呢？有一個簡單的區分方法：

- **間質性膀胱炎**：因為「怕痛」而跑廁所。
- **膀胱過動症**：因為「尿急」而跑廁所。

「怕痛」與「尿急」而頻尿，確實可以大致區分兩種疾病，但是最近研究指出：許多膀胱過動症的病人也有某種程度的下腹部疼

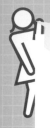

痛，而部分間質性膀胱炎的病人也有尿急感。因此，膀胱過動症和間質性膀胱炎究竟是兩種不同的疾病，或是「一家人」？還有待進一步研究觀察。

◆「間質性膀胱炎 / 膀胱疼痛症候群」的特殊表現

- 某些食物或是飲料會讓症狀加劇。
- 精神壓力會讓症狀變嚴重。
- 月經前症狀會更明顯。
- 性交疼痛：許多女性抱怨性行為的時候疼痛，因為膀胱位於陰道的前方，性行為的時候相當不舒服，大大影響性生活的頻率及品質。

◆ 造成間質性膀胱炎的原因

醫學界至今仍不能確定造成的原因，但是可能和下列有關：

- 膀胱黏膜缺損：尿中的物質可能穿透膀胱黏膜造成刺激。
- 泌尿道感染病史：雖然並非泌尿道感染，但之前曾經發生過的泌尿道感染可能造成膀胱黏膜或是神經方面的問題。
- 泌尿神經系統的發炎反應（Inflammation）。
- 自體免疫疾病。
- 骨盆底肌肉功能失調。

- 膀胱過漲：許多人因為工作或是生活習慣經常憋尿。長時間、反覆的憋尿對膀胱功能可能造成影響。

以上許多理論出現在各項研究與泌尿科教科書上，但目前為止還沒有定論，極可能是不只一項因素所造成。

◆ 間質性膀胱炎的診斷

間質性膀胱炎的診斷主要靠「排除法」。有以上症狀，而且必須排除所有可能造成混淆的疾病，其中比較重要的是：

- **膀胱癌**：也以頻尿、下腹部不舒服為臨床表現。因此如果小便檢查有血尿，醫師會安排膀胱內視鏡檢查。
- **泌尿道感染**：包括細菌性膀胱炎等，小便檢查通常會發現有白血球等感染的跡象。
- **結核菌感染**：結核菌在台灣其實並沒有絕跡，對民眾的健康仍然造成威脅。結核菌不僅侵犯肺部，也可能在泌尿系統出現。
- **皰疹**：如果同時在外生殖器出現皮膚病灶，需要進一步檢查。
- **放射線膀胱炎**：患者如果曾經接受過骨盆腔放射線治療，可能會有類似的臨床表現。
- **膀胱結石**：小便檢查經常會出現血尿。腹部 X 光片也能夠提供線索。
- **膀胱無力症**：特點是排尿困難，排尿無力，常見於中老年，同

時有糖尿病病史的婦女。如果解尿不乾淨，餘尿過多，也會出現頻尿以及下腹部疼痛症狀。

這樣看起來，容易與「間質性膀胱炎 / 膀胱疼痛症候群」混淆的疾病相當多，因此醫師需詳細的了解病史，做詳細的理學檢查還有實驗室檢查，排除掉所有其他疾病的可能，才能做出診斷。

◆ 間質性膀胱炎的特殊檢查

❶ 膀胱內視鏡

對於間質性膀胱炎的診斷，膀胱內視鏡是相當重要的一項檢查工具。病人在局部麻醉之下，醫師以膀胱內視鏡探查其膀胱的狀況。使用膀胱內視鏡的目的在於：

- **排除其他膀胱疾病**：例如膀胱癌，膀胱結石等。
- **檢查是否有 Hunner 潰瘍**（**Hunner lesion**）：Hunner潰瘍是間質性膀胱炎的特殊發現，膀胱黏膜出現像潰瘍一樣的病灶。發生的原因不明，有可能和慢性發炎有關。雖然不會在每

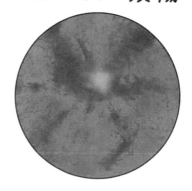

Hunner 潰瘍

一位患者出現，但是如果膀胱鏡發現這種特殊的特徵，有助於
診斷。

② 尿路動力學

這是選擇性的檢查。醫師會將一根小小的導管置入病患的膀胱
內，灌注生理食鹽水，了解患者的膀胱在充滿液體（尿）時的反應。
正常膀胱的容量大約 400 至 500 C.C.，間質性膀胱炎患者的膀胱容量
通常比較小，在灌注的過程當中經常會有疼痛的感覺。

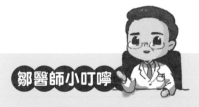

鄒醫師小叮嚀

間質性膀胱炎發生的機率雖然不如一般細菌性泌尿道感染
或膀胱過動症那樣普遍，但是它帶給患者相當大的不方便和痛
苦。許多患者伴隨有其他身體的慢性疼痛，帶來身心負面的影
響，甚至出現憂鬱、沮喪等精神方面的問題。因此如果有頻尿、
夜尿，與排尿相關下腹部疼痛的症狀超過 6 個星期，務必盡速
請泌尿專科醫師做進一步的檢查和治療。

我有頻尿症狀，還有下腹部疼痛很多年了。醫師說我
是間質性膀胱炎，還告訴我：要根治很困難，建議我
接受膀胱內視鏡以及膀胱水擴張。我覺得很奇怪，膀
胱容量變小了，用水擴張就可以變大嗎？用水將膀胱
擴大，間質性膀胱炎就會好嗎？

A 　間質性膀胱炎的治療確實是漫長而辛苦的過程。因
為其確切的致病機轉尚不明瞭，而且可能有多種因
素引發這個疾病，所以治療上也可能需要「多管齊下」。

　　根據台灣泌尿科醫學會治療指引，間質性膀胱炎的治療有以下
幾種：

◆ 第一線治療

❶ 保守治療（壓力減緩、控制飲食）、整合照護（multidiscipline）
　　減輕壓力對於間質性膀胱炎的治療是很重要的。因為精神上的
壓力與排尿症狀息息相關，若有嚴重的情緒問題，建議會診精神科。
　　飲食方面的控制也很重要，以下食物可能影響間質性膀胱炎的
病情，建議避免、或適量攝取：

- 柑橘類食物，例如柳丁、橘子、檸檬
- 番茄
- 巧克力
- 咖啡
- 碳酸飲料
- 酒精
- 辛辣的食物
- 人工甜味劑

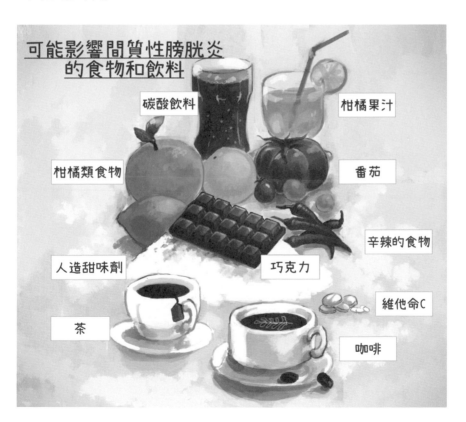

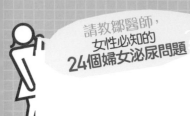
②經尿道膀胱水擴張手術、潰瘍切除手術（ulcer resection）

在 2018 年台灣泌尿科醫學會的治療指引中，將「經尿道膀胱擴張手術、潰瘍切除手術」列為第一線治療，是為了兼顧診斷上的需求與治療上的需要。因為在前一章「間質性膀胱炎的診斷」提到「膀胱內視鏡」對於診斷非常重要，如果在鎮靜麻醉下，同時接受膀胱內視鏡與水擴張手術，可兼具診斷與治療的效果。

之前患者提出的疑問：間質性膀胱炎膀胱容量變小，用水擴張就可以變大嗎？

水擴張之後，膀胱容量確實可能變大，不過這效果是暫時的，通常在幾個月之內，膀胱容量會恢復到擴張前的狀況。

「膀胱內視鏡水擴張」的步驟如下：

1. 在擴張的過程當中，醫師用膀胱內視鏡將生理食鹽水灌注在膀胱之中。

2. 灌注階段，醫師會觀察是否有 Hunner 潰瘍，或是其他的疾病，例如膀胱惡性腫瘤、膀胱結石等。

3. 數分鐘之後，將水排空，在這個階段觀察膀胱壁是否有「膀胱壁腎絲球狀出血」（glomerulation），並檢測嚴重程度。「膀胱壁腎絲球狀出血」是一種特殊的發現，當膀胱以膀胱鏡充滿液體（就像在憋尿的狀態下），排空之後膀胱的壓力解除，膀胱壁開始出血。雖然這種出血並不是只有間質性膀胱炎的患者才會出現，不過出血的嚴重程度，確實與臨床症狀有關，因此

膀胱鏡水擴張的結果可以
作為後續治療的參考。

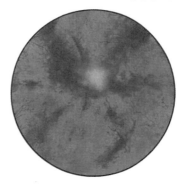

Hunner 潰瘍

4. 如果發現 Hunner 潰瘍，以
內視鏡切除。Hunner 潰瘍
是間質性膀胱炎的特殊發
現，發生的原因不明，但
是臨床研究發現，以手術
電燒或切除，對症狀有明
顯的改善。

◆ 第二線治療

❶ 口服藥物

間質性膀胱炎的口服藥物有很多種，但是治療效果不是很明確，
通常需要合併其他治療方式。

- **三環抗憂鬱劑（例如：Amitriptyline）**：這是最常用來治療間質
  性膀胱炎的口服藥物。能夠放鬆膀胱，並阻斷造成膀胱疼痛及
  發炎的神經化學物質。

- **愛泌羅（Pentosan polysulfate sodium [Elmiron]）**：這是美國
  FDA 唯一核可治療間質性膀胱炎的藥物，能夠改善膀胱泌尿道
  上皮的功能，減少膀胱疼痛的症狀。可能的副作用包括掉髮、
  腹瀉，還有皮膚紅疹，但並不常見。

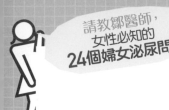
- **抗組織胺（Antihistamines）**：例如 hydroxyzine （Atarax, Vistaril）可阻止身體內的肥大細胞（mast cell）釋放出組織胺，緩解膀胱的發炎反應，減少疼痛頻尿症狀。

❷ 經皮神經電刺激術
（**Transcutaneous electric nerve stimulation, TENS**）

使用低伏特電流治療疼痛。經由放在皮膚上的電極讓電流經過身體，阻止疼痛的傳遞，緩解疼痛的症狀。有研究指出大約有四分之一的患者使用經皮神經電刺激後能夠改善症狀。

❸ 高壓氧治療（**hyperbaric oxygen therapy, HBO**）

高壓氧治療讓患者在特殊加壓艙中呼吸純氧。對有嚴重感染，無法癒合的傷口有幫助。之前有多篇研究指出，高壓氧治療能改善間質性膀胱炎，甚至有證據顯示高壓氧治療可能逆轉膀胱組織損傷。

◆ 第三線治療

❶ 膀胱內灌注藥物

將肝素（heparin）、玻尿酸（hyaluronic acid）、二甲基亞碸（DMSO）等藥物直接灌注在膀胱內。可以由醫療人員或是患者自行灌注。這種治療好處是：

- 膀胱可以得到較高的藥物濃度

- 減少口服藥物的劑量或依賴
- 直接作用於膀胱上皮，改善上皮的防護功能，改善疼痛症狀。

❷ 膀胱內肉毒桿菌注射（**BTX-A**）

　　肉毒桿菌素不僅能夠用於美容，在泌尿科也廣泛的運用。有多篇研究論文指出，肉毒桿菌素膀胱注射能改善間質性膀胱炎病人的疼痛以及頻尿的症狀，也能夠改善膀胱黏膜發炎反應。美國泌尿科醫學會間質性膀胱炎治療指引也將肉毒桿菌素列入第四線治療。

◆ 第四線治療

❶ 膀胱切除手術（**cystectomy**）或膀胱成形術（**cystoplasty**）

　　當以上治療都沒有效果，而且病人沒有辦法忍受膀胱疼痛，在極為罕見的狀況之下，可以考慮用手術將膀胱切除。

　　看了以上這麼多種治療方式，甚至還分為第一線到第四線，究竟是為什麼呢？

　　試想一下，如果醫師提供某一種治療，就能夠有效治療症狀，就不需要有那麼多種治療方針了。

　　間質性膀胱炎的治療通常需要合併多種方式，並沒有單一藥物，或是手術方法能夠有效地治療，因此對病人和醫師都是一大挑戰。

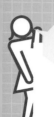

鄒醫師小叮嚀

　　間質性膀胱炎帶來下腹部疼痛以及頻尿，對病人造成很大的困擾，雖然治療的過程漫長而辛苦，但只要配合醫師，遵照醫囑，身心放鬆，還是能夠有效地控制症狀的。

我 45 歲，有頻尿問題多年了。之前醫師診斷為「膀胱過動症」，須持續服藥，但是口乾、便秘的副作用一直困擾我。聽說有肉毒桿菌素注射膀胱的治療方法。我覺得很奇怪，肉毒桿菌素不是用在美容醫療上的嗎？

A　「小姐，我好像認識妳……妳是我的高中同學嗎？」男孩看見一位美麗的女子，情不自禁向前搭訕。

「先生，我不是你高中同學，我是你的高中老師……」那女生嫣然一笑，頭髮一甩，飄然而去。只留下男孩留在原地，瞠目結舌：「這怎麼可能？老師……怎麼可能這麼年輕？」

這是多年前的電視廣告，在醫學美容進步的今天，確實可能成為事實。也曾在電視上看到筆者小時候看過的明星，歲月悠悠，二、三十年過去，當年的偶像竟然沒有老，臉上一點皺紋都沒有！

◆ 肉毒桿菌素改善排尿障礙

肉毒桿菌素在現代美容醫學扮演重要的角色，它能阻斷神經末端乙醯膽鹼的釋放，從而放鬆肌肉。如果施打在臉上，能令皺紋消失，瞬間回春。

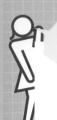
　　但你可能不知道。肉毒桿菌素在醫學上應用相當廣泛，不僅用於美容，也能用來改善中樞神經系統疾病導致的肌肉痙攣而引起的疼痛、改善慢性偏頭痛、手汗症等。

　　在泌尿科，更可以改善多種排尿障礙，介紹如下：

◆ 肉毒桿菌素注射膀胱

① 用於治療脊髓病變所引起的逼尿肌過動而導致的尿失禁

　　在 2011 年，美國 FDA 核可了肉毒桿菌素用來治療因為神經病變，例如脊髓損傷、多發性硬化症等神經疾病所造成的尿失禁。為什麼神經病變會導致尿失禁呢？

　　因為排尿是經由大腦、脊椎中樞神經系統控制精密的動作，因此神經系統疾患可能導致膀胱排尿功能受損。當神經病變患者

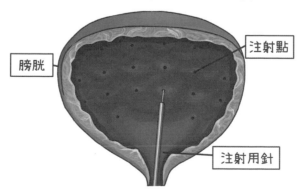

肉毒桿菌素膀胱注射

有尿意卻無法控制而漏尿，我們可以稱之為「神經性膀胱過動」導致的尿失禁。 根據兩項大規模的臨床測試，一共有 691 位病人因神經性膀胱導致尿失禁，在接受了肉毒桿菌素注射於膀胱之後，能夠顯著的改善尿失禁以及排尿障礙。

❷ 用於治療膀胱過動症

膀胱過動症是婦女非常常見的疾病，主要的臨床表現是尿急、頻尿，嚴重的時候可能會有急尿性尿失禁，也就是想要解尿的時候還來不及到廁所就發生漏尿。年輕女性的膀胱過動症可能和體質、情緒有關，中老年婦女則由於種種慢性代謝疾病，例如：糖尿病導致的反覆泌尿道感染，以及神經性病變如老人失智症等，會讓病情雪上加霜，出現頻尿、尿失禁，嚴重影響生活品質。

經過大型的臨床測試，證實了肉毒桿菌素的效果。2013 年美國 FDA 核可了治療膀胱過動症的適應症。

肉毒桿菌素膀胱注射怎麼做呢？

醫師會使用膀胱內視鏡，以長針將稀釋過的肉毒桿菌素注射在膀胱黏膜下以及肌肉層。治療「神經性膀胱」使用的劑量為 200 單位。治療「膀胱過動症」的劑量為 100 單位。

肉毒桿菌素膀胱注射效果大約能維持 3 至 9 個月，如果症狀又再出現，需要再一次注射。

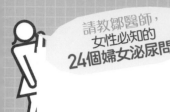
常見的副作用包括：

- **泌尿道感染**：這是最常發生的副作用，不過大部分並不嚴重，也可能沒有症狀，經過口服抗生素之後能夠緩解。

- **尿滯留（餘尿過多）**：因為接受過肉毒桿菌素注射後膀胱收縮力減弱，許多患者會有排尿速度變慢的症狀，大約 17% 餘尿變多，但只有 5% 患者需要接受導尿。因此在台灣泌尿科醫學會治療指引中提到，如考慮接受肉毒桿菌素注射膀胱治療，必需了解可能出現尿滯留的併發症，並有能力接受清潔間歇性導尿（Clean intermittent catheterization, CIC）。

- **血尿**：由於肉毒桿菌素需要以針頭注射膀胱黏膜，術後可能發生血尿，但大部分血尿非常輕微，多喝水即可改善。

- **其他較罕見之副作用，包括疲倦、失眠等。**在臨床測試中有 4% 患者在注射後感到疲倦，2% 患者抱怨失眠。

◆ 肉毒桿菌素尿道括約肌注射

❶ 用於治療神經性或非神經性排尿功能障礙

膀胱外括約肌就像大門，試想一下，如果大門故障，排尿一定困難。另外一種狀況是：如果膀胱無力，同樣會解尿解不乾淨，如果能將膀胱外括約肌放鬆，對排尿會有很大的幫助。

問題是，要怎樣才能將膀胱外括約肌放鬆呢？這個時候肉毒桿菌素就可以發揮它的作用了。

肉毒桿菌素注射外括約肌

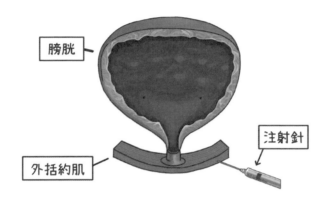

膀胱

注射針

外括約肌

② 治療神經源性逼尿肌─外括約肌共濟失調

正常的膀胱與外括約肌的運作模式是：在儲存尿液過程中，膀胱放鬆，外括約肌緊縮；而在排尿的過程中，逼尿肌收縮，而外括約肌放鬆，這樣才能夠完美的運作，順利排尿。就像是跳國際標準舞時的舞伴，你進我退，我退你進，要配合得天衣無縫。

試想一下，如果在排尿的時候，負責大門開關的外括約肌不但沒有放鬆，甚至反而緊縮，這樣豈不是天下大亂？想尿也尿不出來。

這就是在脊髓損傷或是多發性硬化症患者的狀況，稱之為「神經源性逼尿肌─外括約肌共濟失調」。

許多研究指出，經過肉毒桿菌素注射後，尿道外括約肌放鬆，

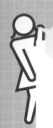

尿道壓力降低，餘尿量減少。另外一項研究指出在脊髓損傷患者尿道注射肉毒桿菌素，尿路感染減少 50%。

但並不是每一位患者都能有很明顯的效果，大約 60% 患者能得到改善，一部分病人尿失禁嚴重程度可能增加。

❸ 治療膀胱無力症

當膀胱逼尿肌失去了收縮功能，也就是膀胱無力症，膀胱沒有辦法有效的排空尿液，造成尿滯留，容易造成反覆泌尿道感染，嚴重的時候會造成腎臟水腫影響腎臟功能。很可惜的是，目前醫學界還沒有有效治療膀胱無力症的方法，患者可能需要接受間歇性導尿，或是長期放置導尿管。（有關膀胱無力症請參考本書 Q14，第 96 頁）

女性的尿道比較短， 即使膀胱沒有收縮力，也有機會用腹壓解尿，使用肉毒桿菌素注射於外括約肌，可降低尿道的壓力，有助尿液的排空。有研究指出：超過 8 成的患者以肉毒桿菌素注射在外括約肌能有效改善膀胱排空，不過患者必須有足夠的腹部肌肉力量產生壓力。如果已經有膀胱或子宮脫垂的患者，也可能因為腹壓增加而提高脫垂的嚴重性。

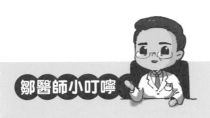

　　膀胱過動症困擾著許多婦女，隨著進入高齡化社會，神經性膀胱功能障礙也越來越普遍。傳統的治療方式多是使用口服藥物，不但效果有限，更可能有無法忍受的副作用。肉毒桿菌素注射於膀胱或外括約肌為這些排尿功能障礙的治療帶來一線曙光，不但效果顯著，而且一次注射效果可以持續 6 至 9 個月，是傳統治療方式之外的一個好選擇。

Q21

我今年 67 歲，有高血壓、糖尿病，不過控制得還不錯最近晚上要起床 5 次上廁所，非常困擾，因為根本沒有辦法好好睡覺。小孫子上網幫我查，告訴我是攝護腺肥大，不過女性沒有攝護腺啊！為什麼也會夜尿？我該怎麼辦？

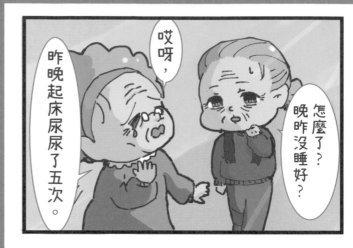

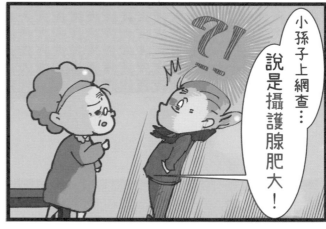

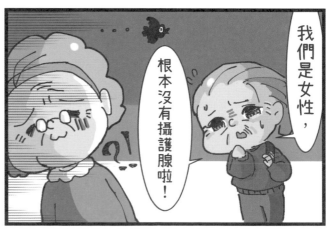

A 是啊！女性根本沒有攝護腺，所以夜尿的問題肯定和攝護腺肥大一點關係也沒有！事實上，夜尿是非常普遍的問題，同時困擾著男性和女性。

　　什麼是夜尿呢？國際尿控協會（ICS）的定義為：「夜間一次或多次，必須因解尿而醒來。」根據統計，介於 50 至 59 歲的女性，58％有夜尿的問題，同年齡男性則有 66％。若是大於 80 歲，女性為 72％，男性更高達 91％。夜尿在中老年族群是非常普遍的。

　　頻繁的夜尿影響身心健康及生活品質。我注意到，夜尿經常是患者來泌尿科門診的原因。因為夜間經常起床上廁所，不但患者沒有辦法好好休息，連帶著家人、照顧者也深受其苦。失眠導致日間精神渙散、沮喪，甚至憂鬱；也會使得工作品質下降。夜尿在老年人身上更增加夜間摔跤的機會；據 Stewart 等人的統計資料指出：超過兩次以上夜尿的人發生夜間跌倒的機會增加 10% 至 21%，如果導致股骨骨折，將有一段時間臥床沒有辦法行動，可能引發更嚴重的後遺症。

◆ 造成夜尿的原因

　　夜尿是多種因素所造成的，常見的因素有以下幾種。

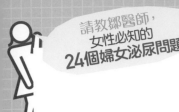
❶ 多尿

- **水量攝取過多**：一般人正常的尿量大約 1500 至 2000 C.C.。曾經有一位患者，嚴重的頻尿與夜尿，吃藥治療也沒有效果。我建議她用排尿日記了解排尿量，竟然每日高達 6000 C.C. 以上！原來病人擔心泌尿道感染而不停的喝水，水分攝取過多自然造成晚上頻頻起來上廁所。

- **控制不理想的糖尿病**：血糖過高導致利尿作用，病人口渴不斷喝水。

- **尿崩症**：因腦下垂體疾病所造成。

❷ 夜間多尿

顧名思義，「夜間多尿」是指全天水分攝取和小便排出量可能正常，但是尿液集中在夜間睡覺的時候排出，因此夜間頻繁起床上廁所。近來醫學界認為「夜間多尿」是造成夜尿重要的原因。原因是：

- **抗利尿激素（ADH, arginine vasopressin）分泌減少**：隨著年齡增長，原本在入睡後由腦下垂體分泌的抗利尿激素分泌減少，調節水分的功能減退，因此夜間的尿量變多。

在我的門診中，經常有 30 至 40 歲的中年人因為夜尿困擾而來求診。

「真是奇怪，為什麼最近晚上都要起床上廁所一兩次？會影響到睡眠呀！」

「夜尿是中年人經常有的排尿症狀。」我告訴她。

「中年人？可是我還不到 40 歲，身體沒什麼毛病，覺得還很年輕啊！」

這是在門診經常出現的對白，20 歲的年輕人，可以不用在乎夜間水分攝取，即使喝了大量開水或是飲料，也不需起床上廁所。然而 40 歲左右就會有一定比例的人出現夜尿，這可能是抗利尿激素分泌開始出現變化導致。

此外還有一些身體狀況也會造成夜間多尿：

- 鬱血性心臟病。
- 下肢水腫。
- 阻塞性呼吸中止症：會影響睡眠品質，也會造成夜間多尿。
- 內科藥物影響：例如服用利尿劑，過量的維他命 D 等。
- 睡前水分攝取過多：我曾經有一位病人，夜尿總是難以控制，詳細詢問才知道，他是茶葉行的老闆，晚上總要和客人一起喝茶品茗，夜間攝取過量水分本來就容易造成夜尿，茶、咖啡等咖啡因含量較高的飲料會影響睡眠。有些人喜歡在夜間喝酒，酒精的利尿作用也會增加夜尿的機會。

③ 膀胱容量變小

正常的膀胱容量大約 400 至 500 C.C.。如果容量變小，夜間就會因尿急感而起床上廁所。

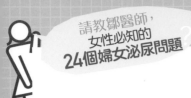
以下是可能造成膀胱容量變小的原因：

- **膀胱過動症：**（請見本書 Q8，第 54 頁）
- **泌尿道感染：**如果夜尿症狀突然變得嚴重，有可能是泌尿道感染的症狀之一。
- **膀胱出口阻塞：**婦女雖然沒有攝護腺，但是也可能因為尿道狹窄、膀胱脫垂而排尿困難。膀胱出口阻塞會造成膀胱功能減退，容量變小。
- **膀胱惡性腫瘤：**有些頻尿、夜尿症狀是因為膀胱惡性腫瘤造成，千萬不可以掉以輕心。

值得注意的是，中老年人本來就可能有多種內科疾病，加上睡眠障礙，膀胱功能異常，夜間排尿過多，使得夜尿的治療相當困難。就我的臨床經驗，大多數夜尿患者的成因都不只一種，必須一一找出病因，予以矯正，才有機會改善症狀。

◆ 夜尿的治療

夜尿可以視為一種身體狀況，而不是疾病。沒有辦法單純靠一種藥物或是手術治癒。一部分需要自己努力改變生活方式，並且配合醫師藥物治療。

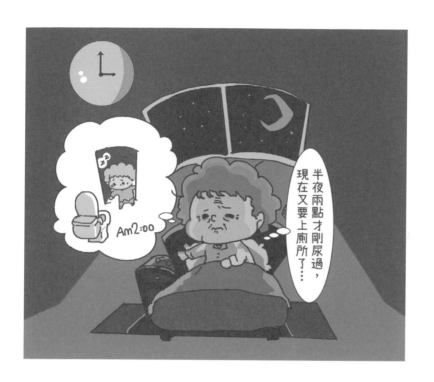

① 改變生活方式

- **傍晚開始減少限制水分的攝取：**尤其是咖啡或是含咖啡因的飲料，例如茶葉，以及酒精。

  經常有病人會說：「我知道入睡前要限水，可是口乾舌燥怎麼辦？」我會建議用「漱口」的方法，將水含在口裡，但是不要喝下去。另外可以嘗試用「小份量」的杯子喝水（例如 20 C.C. 的小茶杯），潤喉就好，避免因為口渴而一次攝取過多水分。

- 如果因為疾病有需要服用抗利尿劑，盡量在入睡前 **6** 個小時服用。

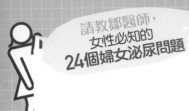

- **避免時間過長的午睡**：夜尿患者因為睡眠不足，經常需要中午過後的小睡來補眠，但也要注意，過長時間的午睡可能影響夜間睡眠。

- **腳抬高，穿著彈性襪**：如果有下肢水腫的困擾，可以在傍晚開始將腳抬高，讓下肢的水分回流。也可以穿著彈性襪。

- **控制內科疾病**：如果有心臟病、糖尿病、呼吸中止症，請專科醫師妥善的治療。唯有妥善控制這些內科疾病，夜尿才有改善的可能性。

❷ 藥物治療

- **放鬆膀胱的藥物**：例如抗膽鹼藥物或是交感神經促進劑，能夠增加夜間膀胱的容量。

- **改善睡眠障礙的藥物**：中老年人經常有睡眠障礙的困擾，不容易進入深睡期，因此感覺到膀胱裡面有尿，會從睡夢中驚醒去上廁所，這是造成夜尿的原因之一。如果不容易入睡，在床上翻來覆去很久仍無法入眠，或是很容易驚醒，建議請專科醫師診治，改善睡眠品質。

- **抗利尿激素**：減少入睡後尿液的產生。夜間產生的尿減少了，夜尿自然能夠改善。不過在老年人經常可能引發「低血鈉」，因此一定要在專科醫師的建議並監測之下使用。

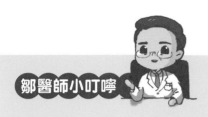

鄒醫師小叮嚀

　　夜尿是最常見，也最讓人困擾的泌尿道症狀。會影響睡眠品質，影響健康。造成夜尿的因素通常不只一種，導致治療上的困難。生活中能做到的是入睡前減少喝水量，避免過長時間午睡，配合醫師藥物治療，能改善夜尿，並減少生活中的困擾。

我的兒子已經小學三年級了，但是還會尿床，他不願意包尿布，說這麼大了還要包尿布太丟臉，而且不是天天尿床。但是一個星期還是會有幾次會把床單弄濕....光是洗被單就讓我發狂！真是傷腦筋…

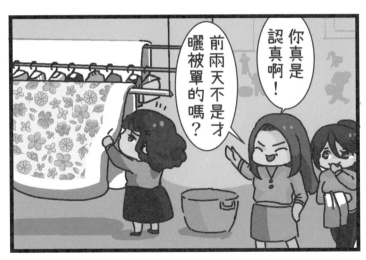

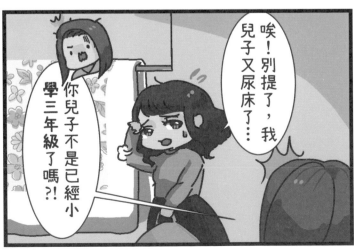

尿床，是指夜間睡眠中排尿，弄濕衣服甚至床單。這是許多孩子的惡夢，甚至成為家長的惡夢。

其實每個人出生的時候都需要包尿布的，到兩、三歲，中樞神經發育較為成熟，開始排尿訓練，才逐漸擺脫尿布。夜間也可以一覺到天亮，起床後再去上廁所。然而有一些孩子，已經上了小學卻持續尿床。另外有一種狀況是：原本已經不尿床， 卻在一段時間後再度發生尿床的困擾。

◆ 尿床長大自己就會好？

尿床（夜間遺尿）在醫學上的定義為：超過 5 歲以上仍有發生於睡眠中的尿失禁。尿床在兒童是很常見的，根據統計，大約 7% 的男生和 3% 的女孩 5 歲時還會尿床。但是到 10 歲，只有 3% 男孩和 2% 女孩有此問題。大部分尿床隨著年紀漸長而改善，到了 18 歲，大約只有 1%。

所以孩子尿床，先不要太擔心，也不要給孩子太大的壓力，這可能是成長過程中的一部分。

◆ 何時該帶孩子去接受治療呢？

治療的時機並沒有絕對的標準，但若有以下情形則可考慮接受

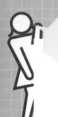
治療：

- 如果孩子已經 7 歲了仍持續尿床，或大於 5 歲的兒童因尿床造成社交退縮、自尊心降低。

- 如果原本已經好幾個月以上沒有尿床，一段時間後再度發生。

- 除了尿床之外，同時還有排尿疼痛的症狀，小便的顏色變成紅色或是粉紅色（可能血尿）。

- 夜間打呼（需注意「睡眠呼吸中止症」的可能性）。

- 經常口渴需要喝大量開水（需注意「糖尿病」的可能性）。

◆ 造成尿床的原因

- **膀胱容量比較小**：每個人的體質不同，有些孩子的膀胱容量較小。

- **不知道膀胱已經滿了**：有可能因為神經系統還沒有發育成熟，或睡得太熟，即使膀胱已經滿了，在睡夢中的孩子無法察覺，發生反射性的尿床。

- **抗利尿激素（ADH）分泌不足**：入睡之後腦下垂體會分泌抗利尿激素，腎臟製造尿液減少，可以安心入睡而不用起床上廁所。有些孩子抗利尿激素（ADH）分泌不足，導致夜間尿量變多。

- **泌尿道感染**：感染造成膀胱泌尿上皮神經改變，會有尿急、頻尿症狀，也可能出現尿床。因此如果發現孩子有反覆發生的尿床，尿液的顏色改變，出現血尿，應盡速就醫。

- **睡眠呼吸中止症**：睡眠呼吸中止影響睡眠，而且夜間尿液增加，出現尿床。這些孩子睡覺時可能打呼，而且白天經常昏昏欲睡。
- **糖尿病**：尿床可能是糖尿病的臨床表徵，經常會有口渴、疲倦、以及體重減輕。
- **便秘**：由於控制大便與小便的肌肉十分相近，慢性便秘可能導致括約肌功能產生變化，導致尿床。

◆ 可以不治療嗎？

既然尿床對健康沒有影響，如果不治療，持續包尿布有沒有關係？

尿床確實不會對健康造成立即的威脅，但是對於孩子的心理可能產生影響。覺得自己和別人不一樣，和別的小朋友聊天的時候，發現只有自己會尿床，會覺得很丟臉。尤其可能受到父母的責罵，家人還要幫忙洗被單床墊，孩子會覺得都是自己的錯，產生自責甚至罪惡感，或產生焦慮沮喪的情緒。

影響同儕的互動。較大的孩子可能有參加夏令營或是過夜的同學活動，害怕尿床，或是需要包尿布會讓孩子裹足不前。

在門診曾經有一個小學六年級的女孩，由媽媽陪同看診。女孩已經長得亭亭玉立，但是非常害羞。媽媽說，女孩一直有尿床的困擾，但是不願意看醫師。最近參加小學三天兩夜的畢業旅行，需要

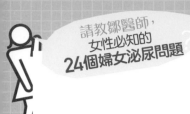

在外過夜，旅行出發前就很焦慮，結果真的尿床了，又沒有做好防護措施，弄得很尷尬。媽媽說，因為尿床讓女孩很沒有自信，經過這次畢業旅行，心情更是難過。

我告訴小女孩和媽媽，尿床是一個生理現象，千萬不要覺得不好意思，而且尿床是可以治療的，千萬不要耿耿於懷，影響自己的身心健康。

◆ 尿床如何治療？

治療尿床的過程中，家長和孩子都可能感到壓力和挫折，但是要讓孩子知道：弄溼被單不是他的錯，也建議家長不要因為尿床而處罰孩子。治療的方式如下：

❶ 排除其他相關疾病

醫師會為孩子做身體理學及尿液等相關檢查，了解是否有泌尿道感染等疾病。如果發現有糖尿病、睡眠呼吸中止症、慢性便秘等，應優先治療這些引發尿床的疾病。

❷ 生活型態改變

- 從傍晚開始減少喝水，減少含水分食物（例如水果）的攝取，晚餐的時候不要喝湯。
- 避免含咖啡因的飲料：這些飲料可能有利尿作用，也可能刺激

膀胱收縮，更容易引發尿床。

- 睡前確實解尿。
- 鼓勵並且告訴孩子，半夜睡夢中如果想尿尿，不要害怕，也千萬不要憋尿，可以自己上廁所。如果孩子怕黑，不妨留一盞小燈。

③ 尿床鬧鐘

這是一個連結在「尿濕感應器」的鬧鐘，感應器置於孩子的睡衣或是床墊上，一旦偵測到尿床了，就會發出鬧鈴聲。理論上這樣的設計是將尿床的孩子驚醒，起床上廁所，但是臨床的經驗是：往往孩子還是繼續熟睡，反而是父親和母親起床搖醒孩子更換清洗內褲與被單。

尿床鬧鐘的設計有一個好處：「找到尿床時間點」。例如：孩子固定晚上 10 點上床睡覺，半夜 2 點發生尿床，如果能提早在「尿床點」之前（例如 1 點 30 分）叫醒孩子上廁所，一旦成為生物時鐘，就能大幅改善尿床問題。

使用尿床鬧鐘最大的好處是幾乎沒有副作用。但訓練的過程是辛苦的，往往需要數個月的訓練才能看出成效。

④ 藥物治療

如果行為治療和尿床鬧鐘效果都不理想，而尿床讓孩子身心感到困擾，可以考慮藥物治療。包括：

- **抗利尿激素（desmopresin, DDAVP）**

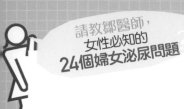
透過抗利尿激素的調節，能減少夜間尿量，改善尿床症狀。服用此種藥物的同時，要同時減少入睡前的水分攝取，才會有比較好的效果。同時需注意藥物可能會改變體內電解質濃度，可能發生低血鈉情形，要隨時監控。通常建議 5 歲以上的孩童可以使用口服的抗利尿激素的錠劑。

● **放鬆膀胱的藥物**

使用排尿日記，如果發現小朋友的膀胱容量比較小，可以使用抗膽鹼藥物（例如：Oxybutynin）來放鬆膀胱。

❺ 合併治療

兒童尿床有時候需要合併多種方式治療，例如行為治療、尿床鬧鐘並加上不同的藥物。

值得注意的是，藥物本身並不能夠「治療」尿床，往往在停用藥物一段時間之後，尿床的困擾又再出現。但是尿床經常在到達一定年齡之後會改善或消失，因此可以將藥物視為一種輔助方式，讓小朋友減少尿床帶來的困窘。

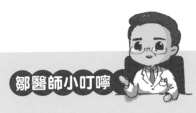

鄒醫師小叮嚀

　　絕大多數尿床隨著孩子年齡增長會逐漸改善 。如果孩子已經 7 歲了仍持續尿床，或是尿床已經造成孩子心理上的困擾，可以考慮接受治療。要讓孩子知道：弄溼被單不是他的錯，也建議家長不要因為尿床而處罰孩子。

　　有些尿床是身體其他疾病所造成，例如：泌尿道感染、糖尿病、睡眠呼吸中止症，需要醫師進一步診察。

　　治療需配合行為治療、藥物治療，家長的耐心，鼓勵與陪伴都是非常重要的。

我現在懷孕 33 週，肚子越來越大，
最困擾我的卻是常常跑廁所，一直頻尿。
是不是因為胎兒壓迫到膀胱造成？
吃藥能改善嗎？

A 在我的婦女泌尿特別門診，許多懷孕婦女都有頻尿的困擾。頻頻上廁所對一般人已經是一件麻煩事，更何況是對挺著大肚子的婦女。除了白天頻尿，入睡之後還要起床上廁所（夜尿）更是讓人困擾，因為會影響睡眠。

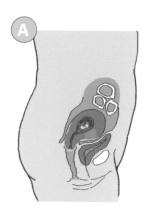

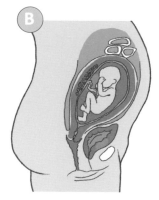

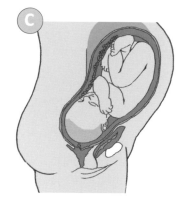

懷孕初期：
子宮壓迫膀胱，
造成頻尿

懷孕中期：
子宮向上伸展，
頻尿緩解

懷孕後期：
子宮再次壓迫膀胱，
頻尿症狀再次出現

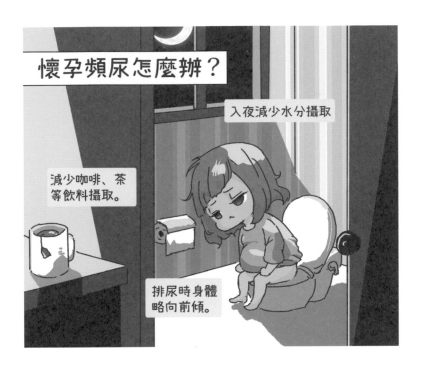

◆ 為什麼懷孕中的婦女特別容易頻尿和夜尿？

- **荷爾蒙的變化**

  懷孕期間，雌激素（estrogen）與黃體激素（progesteron）都會上升。新陳代謝的速率改變，導致孕婦經常需要上廁所。

- **身體體液增加**

  懷孕期間，身體血液循環會上升 50%，身體體液增加，血液循環加快，小便量也自然變多。

- **子宮的壓迫**

  尤其在第三孕期，日漸漲大的子宮會壓迫到膀胱。

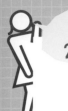

- 體內水分分布的改變

  許多孕婦會有下肢水腫。為了改善水腫，醫師可能建議她們在入睡時將下肢抬高，但如此一來水分回流到循環系統，尿液增加，因此夜尿的次數會增加。

◆ 該如何處理？

既然在懷孕時上廁所次數增加幾乎是無可避免的事情，該用哪些方法以獲得改善呢？

- **避免咖啡、茶、碳酸飲料**

  因為這些飲料有利尿的作用，會讓頻尿的症狀更為嚴重。當然懷孕時也不建議喝酒，此外別忘了，酒精也有利尿的作用。

- **適當的排空尿液**

  懷孕後期的婦女可能有排尿困難的症狀，可以嘗試不同的角度，你會發現某些姿勢，例如：身子向前傾，可以將膀胱的小便排得更乾淨。

- **不要憋尿**

  膀胱過漲反而會影響收縮功能。憋尿也容易增加泌尿道感染的機會，讓頻尿的症狀雪上加霜。

- **改善夜尿症狀**

  建議入睡前 4 小時減少喝水，晚餐減少富含水量的食物，例如

湯、水果。下午或傍晚的時候開始將下肢抬高，不但可以讓腫脹的雙腿得到休息，還可以減少夜尿的機會。

鄒醫師小叮嚀

　　頻尿是懷孕過程中經常遇到的問題。不同於一般的膀胱過動症，懷孕中的婦女通常希望避免服用藥物，因此從日常生活習慣的改變來控制頻尿是最好的選擇。

　　孕婦應避免利尿的飲料例如咖啡、茶。不要憋尿，入睡前減少喝水，做到以上注意事項，可以減少頻尿對懷孕中婦女帶來的困擾。

Q24

我懷孕的時候，好幾次有尿道灼熱的症狀，懷疑是泌尿道感染，因為是懷孕期間，我盡量避免吃藥，但是有一次症狀特別嚴重，還有一點血尿，該怎麼辦？為什麼懷孕期間特別容易膀胱發炎呢？如果不治療，會有什麼影響？

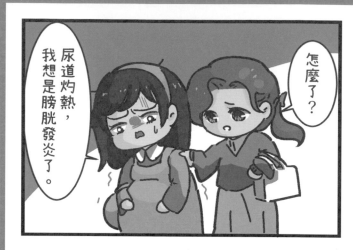

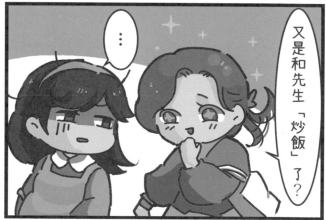

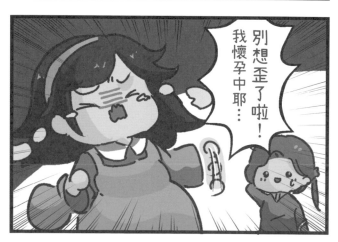

A 懷孕的時候泌尿道感染，是許多婦女都曾經有的經驗，通常多喝水，服用幾天抗生素就能夠痊癒。但是在懷孕期間，確實特別容易泌尿道感染，但大多數孕婦因為擔心藥物對胎兒的影響，希望避免服藥，偏偏又遇到令人困擾的膀胱發炎，不僅尿道灼熱疼痛，嚴重的時候甚至還會血尿，真是讓人困擾。

◆ **為什麼懷孕的時候特別容易泌尿道感染呢？**

有以下幾個原因：
- 荷爾蒙產生變化，陰道的酸鹼值改變，外界的細菌容易進入泌尿系統而發生感染。
- 越來越大的子宮壓迫到膀胱，可能造成餘尿過多，排不乾淨的尿液成了細菌溫床，容易造成感染。
- 因為子宮壓迫而造成頻尿。為了減少頻尿困擾，許多孕婦不敢喝太多水，這樣反而增加泌尿道感染的機會。

據統計，2% 至 10% 懷孕婦女有無症狀菌尿（asymptomatic bacteriuria, ASB），1% 至 4% 曾經有急性膀胱炎的經驗。

◆ **懷孕的時候泌尿道感染會有什麼症狀？**

其實和沒有懷孕時發生的泌尿道感染症狀差不多，不過許多病人會抱怨：泌尿道感染造成的頻尿和尿道灼熱對於孕婦而言，更感

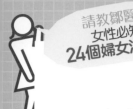

到困擾呀！

常見的症狀包括：

- 尿急感、頻尿（比平時更頻繁的上廁所）。
- 尿道灼熱感。
- 尿液看起來比較混濁，甚至有異味。
- 下腹部脹痛。
- 可能出現血尿。
- 嚴重的感染，細菌可能經輸尿管尿管上行至腎臟，造成腎臟感染，這時候可能會出現腰痛、發燒、全身倦怠、噁心嘔吐的嚴重症狀。

◆ 如果不想吃抗生素治療，會怎麼樣？

當懷孕中發生泌尿道感染，建議多喝開水，保持尿液清澈。若有需要，可服用 3 至 7 天的抗生素。孕婦服用藥物要考慮對胎兒及母體的影響，因此需經過專科醫師診治後再服用抗生素，千萬不要隨便自行購買成藥。

在門診中很常遇到懷孕中婦女因為擔心藥物對胎兒的影響，不希望服用藥物。但是，懷孕中的婦女泌尿道感染如果沒有妥善治療，可能引發急性腎盂腎炎，而出現腰痛、發燒等全身性症狀，嚴重的泌尿道感染可能會造成早產、胎兒的體重過輕等後遺症。因此懷孕期間的泌尿道感染不可以掉以輕心，一定要接受醫師的治療。

◆ 如何預防懷孕中的泌尿道感染？

- 喝足夠的開水。喝水量是否足夠？最簡單的方法就是「觀察小便的顏色」，保持尿液清澈。每天喝固定的開水量也是一個方法，例如每天 2000 C.C.。但是在夏天如果容易流汗，喝水量必須增加。
- 上完大號，衛生紙由前往後擦拭，這樣可以避免糞便中的大腸桿菌汙染到陰道與尿道。
- 性行為前後都要喝足夠的開水，並且排空尿液。
- 不要沖洗陰道。
- 穿棉質內褲。
- 褲子不要太緊。

鄒醫師小叮嚀

　　婦女在懷孕期間受到賀爾蒙變化，子宮壓迫膀胱的影響，容易發生泌尿道感染。「預防」是最重要的，懷孕期間如果有性行為，事前事後要多喝開水，並排空膀胱的尿液。如果懷疑有泌尿道感染，不要拖延，立即請醫師診治，以避免引發嚴重的感染，影響胎兒和母體的健康。

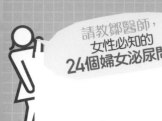
【附錄】

排尿日記

姓名		病歷號碼			□男□女	年齡		歲	主治醫師	

◎請您記錄下一天 24 小時之間，排尿的時間以及排尿的尿量。
◎請用正確的量杯（附有刻度的）測量尿量。
◎有排尿疼痛或下腹疼痛、尿失禁等特殊狀況，有可以記錄下來。
◎正確的記錄有助於您病情的瞭解，也能追蹤治療的成效。

日期（月／日）			
時間間隔	**排出的尿量（c.c）**（如果一個小時內排尿不止一次，請記在同一格，並以逗號分開）	**排出的尿量（c.c）**（如果一個小時內排尿不止一次，請記在同一格，並以逗號分開）	**排出的尿量（c.c）**（如果一個小時內排尿不止一次，請記在同一格，並以逗號分開）
午夜 00-01			
凌晨 01-02			
02-03			
03-04			
04-05			
05-06			
06-07			
早上 07-08			
08-09			

09-10			
10-11			
11-12			
中午 12-01			
下午 01-02			
02-03			
03-04			
04-05			
05-06			
晚上 06-07			
07-08			
08-09			
09-10			
10-11			
11-12			
排尿次數 共幾次？			
排尿總量 共幾 c.c？			

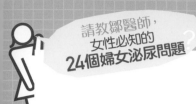
【附錄】

排尿日記

姓名		病歷號碼			□男 □女	年齡		歲	主治醫師	

◎請您記錄下一天 24 小時之間，排尿的時間以及排尿的尿量。

◎請用正確的量杯（附有刻度的）測量尿量。

◎有排尿疼痛或下腹疼痛、尿失禁等特殊狀況，有可以記錄下來。

◎正確的記錄有助於您病情的瞭解，也能追蹤治療的成效。

日期（月/日）			
時間間隔	**排出的尿量（c.c）** （如果一個小時內排尿不止一次，請記在同一格，並以逗號分開）	**排出的尿量（c.c）** （如果一個小時內排尿不止一次，請記在同一格，並以逗號分開）	**排出的尿量（c.c）** （如果一個小時內排尿不止一次，請記在同一格，並以逗號分開）
午夜 00-01			
凌晨 01-02			
02-03			
03-04			
04-05			
05-06			
06-07			
早上 07-08			
08-09			

09-10			
10-11			
11-12			
中午 12-01			
下午 01-02			
02-03			
03-04			
04-05			
05-06			
晚上 06-07			
07-08			
08-09			
09-10			
10-11			
11-12			
排尿次數 共幾次？			
排尿總量 共幾 c.c？			

NOTE

Dr. Me 健康系列 165

請教鄒醫師，
女性必知的24個
婦女泌尿問題

作　　　者／鄒頡龍
插　　　畫／草　原
選　　　書／林小鈴
責任編輯／潘玉女

行銷經理／王維君
業務經理／羅越華
總 編 輯／林小鈴
發 行 人／何飛鵬
出　　　版／原水文化
　　　　　　台北市民生東路二段 141 號 8 樓
　　　　　　電話：（02）2500-7008　　傳真：（02）2502-7676
　　　　　　E-mail：H2O@cite.com.tw 部落格：http://citeh2o.pixnet.net/blog/
發　　　行／英屬蓋曼群島商家庭傳媒股份有限公司城邦分公司
　　　　　　台北市中山區民生東路二段 141 號 11 樓
　　　　　　書蟲客服服務專線：02-25007718；25007719
　　　　　　24 小時傳真專線：02-25001990；25001991
　　　　　　服務時間：週一至週五上午 09:30 ～ 12:00；下午 13:30 ～ 17:00
　　　　　　讀者服務信箱：service@readingclub.com.tw
劃撥帳號／19863813；戶名：書蟲股份有限公司
香港發行／城邦（香港）出版集團有限公司
　　　　　　香港灣仔駱克道 193 號東超商業中心 1 樓
　　　　　　電話：(852)2508-6231　傳真：(852)2578-9337
　　　　　　電郵：hkcite@biznetvigator.com
馬新發行／城邦（馬新）出版集團
　　　　　　41, Jalan Radin Anum, Bandar Baru Sri Petaling,
　　　　　　57000 Kuala Lumpur, Malaysia.
　　　　　　電話：(603) 90578822　傳真：(603) 90576622
　　　　　　電郵：cite@cite.com.my

封面設計／劉麗雪
內頁排版／劉麗雪
封面攝影／法樂精品婚紗 廖培智
製版印刷／卡樂彩色製版印刷有限公司
初　　　版／2019 年 9 月 26 日
定　　　價／380 元

ISBN: 978-986-97735-6-0

國家圖書館出版品預行編目 (CIP) 資料

請教鄒醫師，女性必知的 24 個婦女泌尿問題 / 鄒
頡龍著 . -- 初版 . -- 臺北市：原水文化出版：家庭
傳媒城邦分公司發行 , 2019.09
　　面；　公分 . -- (Dr. Me 健康系列 ; 165)
ISBN 978-986-97735-6-0(平裝)

1. 婦科 2. 泌尿生殖系統疾病 3. 問題集

417.2022　　　　　　　　　　　　108015384